Relación de ayuda y salud

Cuadernos del Centro de Humanización de la Salud

30

José Carlos Bermejo
Rosa Carabias

RELACIÓN DE AYUDA Y SALUD

Material de trabajo

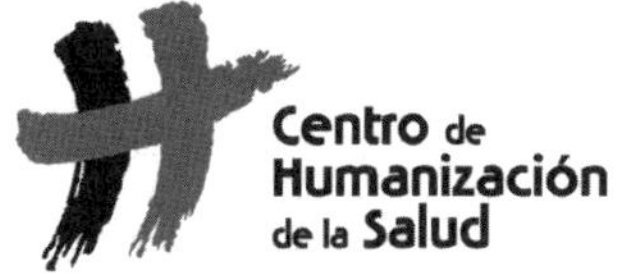

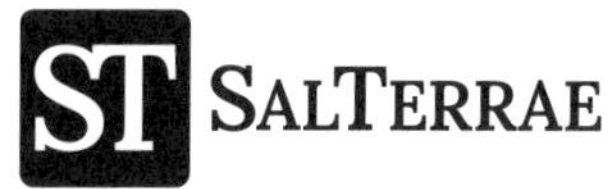

Grupo de Comunicación Loyola
Polígono de Raos, Parcela 14-I
39600 Maliaño (Cantabria) – España
Tfno.: +34 944 470 358
info@gcloyola.com
gcloyola.com

Imprimatur:
✠ Arturo Ros Murgadas
Obispo de Santander
18-10-2024

Diseño de cubierta:
Félix Cuadrado Basas (*Sinclair*)

Impreso en España. *Printed in Spain*
ISBN: 978-84-293-3233-9
Depósito legal: BI-1357-2024

Fotocomposición:
Rico Adrados, S. L. – Burgos / www.ricoadrados.com

Impresión y encuadernación:
Gráficas Fernan – Bilbao (Vizcaya) / graficasfernan.com

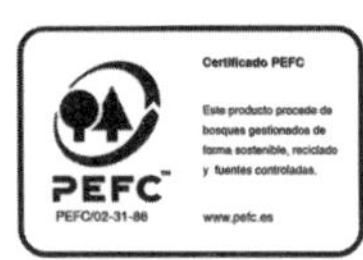

Índice

Presentación

Este es un libro útil para profesionales de la salud y cuidadores de enfermos.

En el primer libro de esta colección, revisado y actualizado recientemente tras numerosas ediciones y titulado *Apuntes de relación de ayuda*, se anunciaban ya el segundo y el tercero como material de trabajo para diferentes colectivos interesados en la formación sobre relación de ayuda.

He aquí, pues, este material, dirigido particularmente a los profesionales de la salud y del cuidado: enfermeros, auxiliares, personal administrativo, gerocultores, médicos, alumnos que se preparan para ser profesionales en el contexto sociosanitario. Se presenta como material para utilizar junto con el libro *Apuntes de relación de ayuda*, que contiene la teoría. En la colección se encuentran otros para el contexto del cuidado de los mayores[1], para el mundo educativo (especialmente adolescentes), y otros[2].

La estructura de este libro es muy sencilla. Sigue la misma y los mismos temas que el teórico (*Apuntes...*)[3] y que el dedicado a la acción social[4], también recientemente actualizado. En cada uno de los capítulos hay *hojas de trabajo* sobre la especificidad de la relación de ayuda en el contexto de la

1. J. C. BERMEJO, *Relación de ayuda a la persona mayor*, Sal Terrae, Santander 2004.
2. J. C. BERMEJO y P. RIBOT, *Relación de ayuda en el ámbito educativo*, Sal Terrae, Santander 2007.
3. J. C. BERMEJO, *Apuntes de relación de ayuda*, Sal Terrae, Santander 2023.
4. J. C. BERMEJO y A. MARTÍNEZ, *Relación de ayuda y acción social*, Sal Terrae, Santander 2024.

salud y sociosanitario; *conversaciones o entrevistas* reales, es decir, que han sido escritas por quienes las han mantenido, con el objeto de aprender de la experiencia propia reflexionando sobre ella en contextos formativos, y, por último, algunos *ejercicios* que pueden servir a las personas o grupos interesados por el tema para interiorizar y personalizar los contenidos propios de la relación de ayuda.

Es necesario aclarar que las *conversaciones* no se presentan como modelo de relación de ayuda, sino como material sobre el que reflexionar utilizando las pistas que se ofrecen al final de cada una de ellas, u otras que pudieran ocurrírsele al animador del grupo o al lector si el libro se usa individualmente.

Por último, hay que decir también que parte del contenido de este libro se halla igualmente en el de la intervención social; solo aquello que entendemos que es de utilidad práctica tanto para agentes sociales como para profesionales de la salud: enfermeros, enfermeras, auxiliares, administrativos, médicos, personas que atienden en servicios de cuidado en la fragilidad. Esta nueva edición revisada y actualizada tiene como objetivo añadido el ser útil para diversos profesionales (no solo enfermeros, como la anterior), particularmente para quienes desean mejorar sus competencias relacionales y emocionales y así humanizar el trato y el trabajo interdisciplinario y en equipo.

Introducción

Son las ocho y media de la mañana de un día cualquiera, en una planta de Digestivo de un gran hospital. La profesional de la salud, al comprobar en el parte que la tarde anterior ha ingresado un paciente nuevo, el señor Luis, de cincuenta y dos años, decide ir a saludarlo con la gentileza que lo caracteriza y con el buen ánimo con que ha empezado este día soleado de trabajo. Entra en la habitación, y la conversación, según escribe él mismo, se desarrolla así:

–¡Buenos días! –saluda con tono alegre y efusivo–. Eres Luis, ¿verdad? Creo que ingresaste ayer por la tarde.

–Sí, ayer.

–Yo soy Rosa, profesional de esta planta. ¿Qué tal te encuentras? ¿Has dormido bien esta noche?

–¿Cómo quieres que me encuentre si tengo un cáncer y me voy a morir? –responde con sequedad el paciente.

«No sé qué decirle. Me ha dejado de piedra –escribe luego la profesional para analizar el encuentro en un grupo de formación en relación de ayuda–. Me doy la vuelta y salgo de la habitación».

Ciertamente, esto no sucede todos los días (al menos al mismo profesional), pero situaciones que reclaman una particular competencia para el desarrollo de la profesión propia sí que son cotidianas.

- Aquella otra amiga profesional de la salud contaba lo mal que lo había pasado cuando, al ir a informar a una paciente mayor de la necesidad de un traslado de hospital para pruebas complementarias, esta se negó en redondo porque decía haber cumplido ya en la vida y deseaba morir tranquilamente. Más allá del problema ético que se planteaba, la dificultad se experimentaba también en el terreno de las habilidades necesarias para manejar la situación de manera competente, bien centrada en los valores y necesidades de la señora, y satisfactoria también para el profesional.

- Una alumna que hizo un trabajo de reflexión sobre su experiencia analizando la conversación mantenida con una joven ingresada en la planta donde hacía prácticas insistía en la necesidad de habilidades relacionales y competencia emocional para poder hacer bien su trabajo. Lo constataba al reflexionar sobre cómo vivió el hecho de comunicar a una joven el fallecimiento de su novio en el accidente que ambos habían sufrido.

Cualquier profesional de la salud recordará, al leer estos ejemplos, situaciones semejantes en las que ha experimentado de modo especial la necesidad de herramientas para moverse con soltura en el terreno donde ejerce la apasionante profesión sanitaria o sociosanitaria.

Realmente, cada vez son más las iniciativas programadas y realizadas en torno a la formación en relación de ayuda dirigidas a los profesionales de la salud, con el convencimiento de que este es un camino para humanizar la asistencia de los usuarios y los programas de salud, mediante la dotación de una mayor competencia relacional y emocional hecha de adquisición de conocimientos, adiestramiento en habilidades e interiorización de actitudes para la interacción con los que sufren las consecuencias de la enfermedad o del envejecimiento y la dependencia.

Cada vez son más, por otra parte, los contextos en los que oímos lamentar la deshumanización de los ambientes sanitarios[5], refiriéndose, con cierta frecuencia, precisamente al terreno de las relaciones de los profesionales de la salud con los usuarios. Y, por otra parte, algunas investigaciones[6] muestran cómo uno de los factores más estresantes en la labor hospitalaria de los profesionales de la salud son las dificultades cotidianas en la comunicación interpersonal.

Como humilde respuesta a la necesidad de cultivar la formación en relación de ayuda en los profesionales de la salud, y como complemento al cuaderno *Apuntes de relación de ayuda*, editado en esta misma colección y actualizado recientemente, se presenta este material con el objeto de contribuir a la reflexión sobre la relación en el ejercicio de las profesiones sanitarias y sociosanitarias.

---

5. J. C. BERMEJO, M.ª P. MARTÍNEZ y M. VILLACIEROS, *Humanizar: Humanismo en la asistencia sanitaria*, Desclée De Brouwer, Bilbao 2007.
6. A. FONTANALS RIBAS, R. COLELL BRUNET y P. RIUS TORMO, «Relación de ayuda en los cuidados enfermeros», en *Rol* 190 (1994), 67-72.

1

Hacia una definición del concepto de relación de ayuda

◆

Hoja de trabajo

Relación de ayuda y profesiones de salud. Encuadre

En el ejercicio de las profesiones de salud experimentamos con frecuencia la necesidad de conocimientos, habilidades y actitudes (la necesidad de competencia relacional y emocional) para manejar con soltura y eficacia la relación y hacer que esta sea instrumento de ayuda.

Cuando hablamos de *relación de ayuda*[1] nos referimos a un modo de ayudar en el que quien ayuda usa especialmente recursos relacionales para acompañar a otro a salir de una situación problemática, a vivirla lo más sanamente posible si no tiene salida o a recorrer un camino de crecimiento.

Ayudar consiste, pues, en ofrecer recursos a una persona para que pueda superar o afrontar sanamente una situación difícil o para dar un paso al frente en su camino de crecimiento humano, en el sentido más amplio de la palabra. Estos re-

1. J. C. BERMEJO, *Introducción al* counselling*: Relación de ayuda*, Sal Terrae, Santander 2010.

cursos pueden ser *materiales* (un objeto, dinero, un servicio, un fármaco...), *técnicos* (una habilidad que permite efectuar una intervención quirúrgica, una cura, una clase o explicación teórica...) o *relacionales* (actitudes y habilidades que permiten que la relación sea de ayuda).

La relación de ayuda no necesariamente se realiza en ámbitos estrictamente profesionales ni es monopolio de las llamadas profesiones de ayuda: psicoterapeutas, psicólogos, trabajadores sociales, orientadores familiares, etc.

Para situarnos conviene, pues, distinguir entre diferentes tipos de *relación de ayuda*[2].

1. La *relación de ayuda en sentido estrictamente profesional*: Es la que desarrollan los profesionales de la ayuda (psicoterapeutas, algunos psicólogos, algunos psiquiatras, algunos orientadores familiares, algunos agentes de pastoral, algunos trabajadores sociales...), donde están bien definidos algunos elementos:

   - Clarificación de los roles: uno es el ayudante y otro el ayudado.
   - Lugar definido para el ejercicio de la profesión de ayuda.
   - Naturaleza del encuentro: consciente, intencionado, controlado y metódico.
   - Competencia específica del ayudante para tal relación (conocimientos, autoconocimiento, adiestramiento...).

2. Para la relación entre psicoterapia, *counselling* y relación de ayuda nos hemos inspirado parcialmente en A. BRUSCO, «Psicoterapia, relación de ayuda y *counselling*», en J. C. Bermejo (ed.), *Humanizar la salud: Humanización y relación de ayuda en enfermería*, San Pablo, Madrid 1997, 79-83.

Se pueden distinguir fundamentalmente dos tipos:

- *Counselling*: Ayuda a personas con un problema específico para comprender su situación y resolver el problema haciéndose responsables de sus decisiones; su ejercicio está reservado a los profesionales (en muchos países no es una profesión), pero también puede ser practicado en algunas áreas por otros especialistas acreditados.
- *Psicoterapia:* ayuda a personas con dificultades estructurales de personalidad (no son enfermos mentales); su ejercicio está reservado a los profesionales.

2. La *relación de ayuda en el ejercicio de las profesiones de ayuda*: Es la que practican los profesionales que ayudan a personas en situaciones de necesidad, a base de interacción y comunicación humana. Lo hacen los médicos, los enfermeros, los voluntarios... dotando de competencia relacional y emocional el hacer específico de cada profesión. En esta relación están bien definidos también algunos elementos:

- Clarificación de los roles: uno es el ayudante y otro el ayudado.
- Lugar definido por el ejercicio de la profesión de ayuda (más variado que en el caso anterior).
- Naturaleza del encuentro: ejercicio de la profesión (según la que sea), encuentro consciente, intencionado, controlado y metódico en lo que se refiere a la propia profesión.
- Competencia específica del ayudante, convenientemente adiestrado para una relación integral y no solo centrado en el problema objeto del encuentro, lo que llevaría a una parcialización de la persona.

Se pueden distinguir fundamentalmente dos tipos:

- *Encuentro de ayuda:* En el ejercicio de la profesión se dan circunstancias en las que el encuentro adquiere claramente unas connotaciones de relación en la que se desea afrontar un problema y se espera que la relación sea de ayuda: se presenta una dificultad, se solicita opinión, se percibe una crisis o fuerte carga emocional y en el encuentro se afronta directamente con el objeto de acompañar a explorar, comprender y hacerse responsable de las decisiones tomadas o del modo de vivir la dificultad.

  Algunas situaciones a modo de ejemplo: el ayudado solicita conocer el diagnóstico o hay que comunicárselo; se encuentra ante un problema ético y tiene que decidir, para lo cual solicita ayuda o se le ofrece por incitativa del profesional; el ayudado está sometido a una fuerte carga emocional y requiere acompañamiento en su manejo; situaciones en las que es fundamental el control de síntomas (no solo físicos) y el acompañamiento en la identificación y estimulación de los recursos de la persona para afrontar las dificultades...
- *Interacciones de ayuda*: Mientras se ejerce la profesión, toda interacción es elemento que puede ayudar al que está en dificultad, aunque no se afronte directa y explícitamente un problema particular.

3. La *relación de ayuda como modo de ser* o vivencia de las actitudes y despliegue en habilidades propias de la relación de ayuda, pero en la interacción normal con las personas, en los ámbitos más dispares y en las relaciones de convivencia, de amistad, casuales... No se trata de hacer de toda relación una oportunidad de

ayuda, sino de desplegar el ser propio con autenticidad y naturalidad, pero el ser propio en relación está hecho de actitudes, de habilidades y de conocimientos del fenómeno de la comunicación.

Al hablar de *relación de ayuda en salud*, nos estamos refiriendo, pues, a las actitudes de fondo del ser del profesional de la salud y a las habilidades personales y relacionales que este despliega tanto en situaciones difíciles en las que se configura un encuentro que podría calificarse de «relación de ayuda» en sentido estricto como en los momentos más cotidianos en los que sencillamente, mientras presta los cuidados, interactúa con el paciente.

- Tenemos en mente, entonces, la situación en la que los profesionales de la salud se encuentran al paciente ansioso ante una intervención quirúrgica, triste mientras elabora su duelo anticipatorio porque ve cómo se le aproxima la muerte, agresivo porque proyecta el fracaso de los tratamientos, indeciso ante varias posibilidades entre las que tiene que elegir, confundido ante su propia incoherencia, culpable mientras elabora su propia enfermedad, angustiado al vivir el fallecimiento de un compañero...
- Pero pensamos también en las situaciones en las que el paciente no muestra ninguna particular situación de dificultad a nivel emotivo o comportamental y el profesional practica los cuidados más sencillos: mientras realiza su visita, busca una vía, hace una cura, traslada a un paciente, recoge una muestra o datos, da una cita, etc.; situaciones en las que interactúa con él y donde también la comunicación es un elemento fundamental del proceso de ayuda.

«La relación de ayuda no se aplica a los cuidados como el Proceso de Atención de Enfermería –por ejemplo– o el método de solución de problemas; al contrario, es intrínseca a los cuidados»[3].

Entrevista

Hablando con María

He aquí una visita a María, de 34 años, casada y con dos niños. Ha sido operada hace tres días: se le ha hecho una mastectomía total. María es joven y muy hermosa; intelectualmente de buen nivel: es licenciada en Pedagogía. Mientras el profesional realiza las tareas propias de su profesión, la comunicación tiene lugar como sigue.

A.1 (*Me acerco a su cama*). Buenos días, María.

B.1 Buenos días.

A.2 ¿Cómo te encuentras hoy?

B.2 ¿Cómo quieres que me encuentre después de todo lo que me ha sucedido?

A.3 Es verdad, te comprendo perfectamente, pero ¡no tienes que desanimarte tanto!

B.3 No encuentro la paz. Me han mutilado para toda la vida y no sé si volveré a casa con mi marido.

A.4 ¡Mujer! ¡No pienses eso! Tu marido estará muy triste por lo que te ha pasado y ya verás como te querrá todavía más. Ahora lo que tienes que hacer es pensar en tus hijos. ¿No piensas en ellos?

B.4 Sí, me acuerdo mucho de ellos. También ellos me dan pena. Son muy pequeños y tienen necesidad de todo.

3. A. FONTANALS RIBAS, R. COLELL BRUNET y P. RIUS TORMO, «Relación de ayuda en los cuidados enfermeros»: *Rol* 190 (1994), 67-72.

A.5 Eso, lo que necesitan es una madre serena y buena.

B.5 (*Desconsolada*). Pero, ¿por qué el Señor me estará castigando a mí? ¿Qué he hecho yo de malo?

A.6 María, no es bueno hacerse la víctima. Es difícil aceptarlo, pero no hay más remedio...

B.6 Sí, ya, pero es muy difícil para una mujer joven verse privada de tanto.
(*María me coge la mano y empieza a llorar*). No te olvides de entrar en mi habitación. Necesito mucha ayuda.

A.7 No te preocupes, que nos tienes aquí para lo que nos necesites. ¡Hasta luego!

B.7 ¡Hasta luego!

Cuestiones para la reflexión y el trabajo en grupo

- Esta conversación puede reflejar algunas tendencias a la hora de acompañar a los enfermos. Analizar detenidamente cada una de las intervenciones del visitante y valorar su oportunidad o su inoportunidad.
- Comprobar cuántos imperativos hay en las intervenciones del ayudante y reflexionar sobre ello. Reflexionar personalmente sobre en qué medida la tendencia a hablar en imperativo (y, por lo mismo, dar órdenes) se verifica también en el estilo relacional propio.
- En la entrevista, que no se presenta ciertamente como un buen estilo de relación de ayuda, sino todo lo contrario, hay tendencia también a moralizar y a generalizar –por ejemplo, en A.6–, así como a desviarse del tema. Reflexionar sobre el efecto que esto puede tener en el paciente.
- Se puede ver también como en varias ocasiones el profesional invita a la paciente a desviar su atención de la elaboración del duelo por la pérdida que ha vivido.

Reflexionar sobre en qué medida puede ser de ayuda desviar la atención y en qué medida es huida de la dureza de la realidad que el paciente comunica.

Hoja de trabajo

Una dificultad muy particular: el profesional que «sirve a dos señores»

Una de las dificultades que experimenta el profesional de la salud en el ejercicio de su profesión y que, en ocasiones, complica la relación con el paciente y, por tanto, la relación de ayuda, es el hecho de que se siente atrapado entre las necesidades y expectativas del paciente y las posibilidades que le permite la naturaleza de su profesión y también las indicaciones terapéuticas provenientes del equipo médico o de cuidados.

Si bien trabajar en equipo es una fuente de recursos y de seguridad, se convierte también en fuente de conflictos. Los conflictos forman parte de la vida, pero no siempre el modo en que se resuelven es el más adecuado para el bien del último destinatario del trabajo en equipo, que es el usuario.

Algunas dificultades más frecuentes pueden ser estas:

- La contradicción entre las indicaciones del médico y la disposición del paciente o familiar a seguir tales indicaciones, que a veces es nula; situación que tiene que manejar, con frecuencia, el mismo profesional.
- La estrategia relacional del médico en el manejo de la verdad relativa a los diagnósticos y pronósticos y la demanda de información por parte del paciente o de la familia.
- La dificultad del paciente, en ocasiones, para comprender la información que dan los médicos sobre los

tratamientos, y la demanda de *traducción* del paciente, que compromete a los demás profesionales, a veces, obligándolos a dar explicaciones que salen de su competencia.

- A veces la familia es la que «da órdenes» al profesional y estas no respetan el protagonismo del paciente o son contrarias a las indicaciones terapéuticas de los profesionales de la salud.

No obstante, trabajar interdisciplinariamente es el camino para poder calificar a la práctica médica, enfermerística, cuidadora, de holística, centrada en la persona en su globalidad y sus relaciones. Todos los profesionales son personas capaces de observar y de recabar cuanto sea necesario para que la persona que sufre las consecuencias de la enfermedad, de los traumatismos, de los accidentes, etc., sea atendida en todas sus dimensiones y de la manera más competente posible.

El trabajo interdisciplinario, en todo caso, es mucho más que la complementariedad propia de la multidisciplinariedad. Llegar a formar una *comunidad terapéutica* en la que tengan cabida todos los profesionales, junto con el paciente y la familia como protagonistas, es el objetivo para que las relaciones sean realmente de ayuda.

Entrevista

«Déjame morir en paz»

Carmen es una señora de 87 años, que padece la enfermedad de Paget, una patología de los huesos, degenerativa, que le produce unos dolores tremendos en la espalda. Lleva mucho tiempo sin poder moverse de la cama debido a esos dolores. Está ingresada en una residencia geriátrica.

A.1 ¡Hola, Carmen! ¿Cómo estás hoy?

B.1 Mal. Muy mal. No soporto más los dolores. No puedo más.

A.2 Carmen, te voy a sacar sangre para una analítica.

B.2 Por favor te lo pido: no me hagáis más perrerías. Estoy muy cansada. Dejadme morir en paz.

A.3 Carmen, es por tu bien...

B.3 No quiero más sufrimiento. ¿Te parece poco lo que llevo pasado?

A.4 Los médicos creen que hay que hacértela.

B.4 No, por favor. No me hagas más. Tú precisamente, que me conoces... Sabes lo que he sufrido durante estos años. Déjame ya...

A.5 (*No podía casi hablar, el nudo que tenía en la garganta impedía expresarme. Le saqué sangre y salí de la habitación. Al rato volví para ponerle una sonda nasogástrica. Los médicos lo habían ordenado*).

Carmen, tengo que ponerte una sonda. Me cuesta hacerlo. Lo siento, pero la necesitas y tengo que hacerlo. (*Mientras se la ponía, intenté contener mis sentimientos, pero mis ojos se humedecieron. Con mis palabras intentaba animarla diciendo que ella lo estaba haciendo muy bien y que a mí me estaba resultando muy fácil*).

B.5 Me estoy muriendo. ¿Por qué no me dejáis? Estoy preparada.

A.6 No digas eso. Nadie sabe el tiempo que te queda.

B.6 Sí lo sabéis. No me engañes. Sabes que no puedo aguantar días...

A.7 Las dos sabemos cuántas situaciones difíciles has superado: un infarto, una pancreatitis aguda, neumonías...

B.7 Sí, es verdad, pero antes tenía fuerzas. Ya no me quedan.

A.8 (*Se me empañaron de nuevo los ojos. Ella lo percibió*).

B.8 (*Cogiéndome la mano*). La única satisfacción que tengo es teneros a vosotras...

A.9 Tienes mucho dolor, ¿verdad?

B.9 Sí, quitadme estos dolores y dejadme. Quiero morir ya.

A.10 Voy a ponerte un calmante y ya verás cómo descansas.

B.10 Yo quiero otro descanso. Es el único descanso que deseo.

A.11 Ahora vengo... (*Voy a por el calmante. A la vuelta me dice*):

B.11 Ana, cuida mucho a tus hijos. Quiero que los veas crecer, que seáis muy felices, y cuida mucho tu espalda, que no tengas que pasar este sufrimiento que estoy pasando yo.

A.12 Lo haré, de verdad.

(*Carmen murió esa misma tarde*).

Cuestiones para la reflexión y el trabajo en grupo

- En esta conversación mantenida entre la enfermera y la paciente Carmen, se percibe que la enfermera se encuentra atrapada entre «dos señores»: las indicaciones del médico y las de la paciente. Reflexionar cómo las ha manejado, los valores que están en juego y la oportunidad de las intervenciones de la enfermera.
- La profesional ha obviado las indicaciones de la paciente y seguido las del médico, mientras vivía una fuerte carga emocional descrita por ella. Comentar cómo los

sentimientos suelen influir en la resolución de este tipo de situaciones.

- Identificar las situaciones que más frecuentemente se encuentran donde el enfermero u otro profesional de la atención se siente atrapado «entre dos señores» y cómo suelen ser resueltas.
- Identificar pistas para la mejora en el afrontamiento de tales situaciones con un estilo relacional que mejore el que aquí percibimos, tan necesitado de ser cualificado mediante competencia relacional, emocional y ética. Constatar cómo el conflicto ético no ha sido abordado de frente, sino ignorado.

Entrevista

Cuando otros profesionales son más competentes que los médicos

A continuación, se presentan algunos fragmentos del proceso seguido por un joven enfermo donde se ve claramente el enredo relacional producido a causa de las dificultades relacionales que, en este caso –como suele suceder–, son también éticas.

Pedro es un joven de 28 años, recientemente casado, que ingresó en el servicio de Digestivo para estudio. Se le había diagnosticado, meses antes, una hepatitis tipo B, controlada de forma ambulatoria.

Acudió al médico de la empresa donde trabajaba por un dolor lumbar persistente desde hacía un par de semanas. Tras realizar algunas pruebas, el médico, sin rodeos, le informó de que el dolor era debido a un cáncer de hígado y que debía acudir al hospital rápidamente para ser valorado y para una posible cirugía.

Pedro no contó nada ni a su mujer ni a su familia para no preocuparlas. Él mismo no se explica cómo pudo llegar a casa aquel día, del miedo que sentía. Nunca había tenido la sensación de estar enfermo ni había estado ingresado en el hospital. Confiaba en la referencia que el médico de empresa hizo a un posible trasplante hepático y a las posibilidades de la cirugía.

El equipo médico del hospital confirmó por TAC (que traía el propio enfermo ya hecho) que, en efecto, se trataba de un hepatoma que invadía prácticamente todo el hígado, con afectación portal; sin posibilidad de cirugía, y de muy mal pronóstico.

El médico entonces informó a la mujer del paciente y a sus padres del proceso que sufría Pedro. Ahora se planteaba la dificultad de cómo informar y de qué a Pedro.

Como enfermera responsable de la habitación donde ingresó Pedro, tuve oportunidad de conversar en algunas ocasiones con él y estar presente en algunas conversaciones que tuvo con los médicos que le atendían.

A pesar de que desde un principio se confirmó el diagnóstico emitido por el médico de empresa, los médicos optaron por decir a Pedro que había que realizar un estudio más completo, que no había nada seguro, y se le recomendaba buena dosis de tranquilidad.

Una de las conversaciones durante la visita médica se desarrolló así:

A.1 Todo empezó con un dolor de espalda que cada vez era más intenso. El médico de empresa me hizo algunas pruebas y, cuando me citó, sin más, me dijo que el dolor era debido a un cáncer de hígado. Me comentó que esto se podía operar y, aunque era una cosa seria y peligrosa por lo complicado del caso, tenía posibilidades. Me dijo que ingresara urgentemente, y por eso estoy aquí.

B.1 Bueno, bueno... Antes de nada, tenemos que hacer pruebas para ver qué pasa. No hay nada seguro. Ante todo, usted tranquilo.

A.2 Mire, yo estoy muy preocupado. Mi mujer y mi familia no saben nada de esto. Ellos creen que es todo por la hepatitis. Si realmente tengo un tumor, me lo dirá, ¿verdad? A mí el primero, porque mi familia no sabe nada.

B.2 Como ya le he dicho antes: mucha tranquilidad. Vamos a estudiarle más a fondo y entonces hablaremos. Hemos pautado calmantes para el dolor y comenzaremos mañana mismo con las pruebas. ¡Venga, tranquilo! ¡Hasta luego!

A la salida de la habitación, la doctora me dijo:

A.1 ¡Qué horror! Yo no se lo digo. Me voy de vacaciones dentro de unos días; que se lo diga otro.

B.1 ¿Y qué vas a hacer?

A.2 Se lo diré a su mujer y a sus padres, pero a él no.

Así fue. Informó a su esposa y a sus padres en el pasillo al día siguiente. Su mujer se desmayó en el pasillo y la tuvieron que sacar de la planta del hospital, ante la mirada de preocupación de Pedro, que desde su cama contemplaba cómo hablaban y lo que sucedía, sin oír el contenido. En ese momento, con disimulo, agarré un tensiómetro y entré en su habitación.

A.1 ¡Qué solo te veo!

B.1 Sí. Han bajado a mi mujer a la cafetería a tomar algo porque se ha mareado. Ha estado hablando con la doctora y le han dicho que lo más probable es que me tenga que operar. (*Era eso lo que le ha-*

bía dicho su familia, para justificar el mareo de su mujer). Oye, ¿qué tal salen estas operaciones?

A.2 Mira, los trasplantes hepáticos no se hacen en este hospital. Los pacientes que pasan a cirugía de este tipo se derivan a otro centro; así que les perdemos un poco la pista. Algunos vuelven a vernos aprovechando las revisiones. El posoperatorio es largo y duro, pero bueno en la mayoría de los casos.

B.2 ¡Tengo miedo! Pero no tengo otra solución. Me tengo que operar. Es gracioso: no he fumado nunca, no bebo alcohol, llevo una vida sana y ordenada. Me descubren una hepatitis y ahora esto.

A.3 Entiendo que te sientas así. La verdad es que ¡vaya faena!

B.3 Tengo pánico a los hospitales y a los médicos. No tengo motivos, porque todos estáis siendo muy atentos y amables, pero no lo puedo evitar. Todo va a salir bien, ¿verdad?

A.4 Hacemos todo lo posible para que así sea.

B.4 Con 28 años tienes toda la vida por delante y muchas cosas que hacer, muchos planes... Incluso pensábamos tener un bebé el año que viene, pero creo que lo tendremos que retrasar. En fin, a ver cómo salimos de esta. ¿Venías para tomarme la tensión?

A.5 Sí. (*Tomo la tensión*).

B.5 ¿Qué pruebas me harán?

A.6 Pues imagino que empezarán por una analítica completa, una ecografía... Cuando lo sepa con certeza te lo comentaré.

B.6 Si tengo algo malo, me lo dirán, ¿verdad?

A.7 Ese deseo lo has expresado muy claramente esta mañana cuando pasábamos visita. Tanto la doctora como todo el equipo te irán informando. Si tienes alguna duda o preocupación, pregunta sin miedo y habla. En la habitación o en el despacho médico, donde quizá hay más tranquilidad e intimidad. Son gente maja y accesible.

B.7 Sí, sí, ya sé que estoy en buenas manos. La doctora me ha parecido muy seria y confío en ella. Solo quiero saber de una vez lo que tengo; operarme y recuperarme. ¡Casi nada!, ¿verdad? (*Sonríe*).

A.8 Pues para saber lo que tienes, lo primero que hay que ver son las pruebas; así que ya sabes...

B.8 Vale. ¡Hasta luego!

A.9 Adiós.

Al salir de la habitación fui directamente al despacho, más que por saber las pruebas que le iban a pedir, para comentar con la doctora mi conversación con Pedro. La doctora empezó enseguida a decirme:

A.1 ¡Vaya numerito! Su mujer se desmaya, los padres llorando... ¡Qué trago!

B.1 Pues él insiste en saber lo que tiene. ¿Has hablado de este tema con ellos?

A.2 No quieren que se entere de nada.

B.2 ¿Y tú qué opinas?

A.3 Pues que no puedes llegar y decirle a una persona que tiene un cáncer, que se va a morir en tres meses y que, sintiéndolo mucho, no se puede hacer nada más. Y es que no se puede hacer nada más. (*Me enseña el TAC que trajo Pedro al ingreso*). Mira, todo el hígado es un tumor. Tiene tal afectación que no hay ninguna posibilidad quirúrgica. Lo único que hay que hacer es ponerle una pauta de analgesia y mandarlo a casa para que aproveche el tiempo que le queda.

B.3 Sí, pero el problema es que no va a tener posibilidad de aprovechar al máximo, porque no sabe que le queda poco. El cáncer es suyo, y si él ha expresado claramente que lo quiere saber...

A.4 Yo tampoco tengo tan claro que lo quiere saber...

B.4 Lo cierto es que el médico de empresa ya se lo dijo. Él ya está sobre aviso. Engañarle no va a ser nada fácil y, por otro lado, no decírselo por tener la duda de que igual lo que quiere es no saberlo, pues, sinceramente, no lo tengo claro. Él insiste y, además, ya se lo dijo el médico de empresa. Yo creo que hay que hablar con él claramente.

A.5 Lo de este chico es una pena. Cuando son gente anciana, crónicos, incluso alcohólicos o drogadictos que reinciden, a pesar de saber que se juegan la vida, pues hasta llegas a justificar más el diagnóstico, por malo que sea, pero este pobre... Lo entretendremos aquí un par de días, y mi compañero, que llega de vacaciones, que le dé el alta.

B.5 Pues qué gracia lo que se encontrará. Se pondrá contentísimo.

A.6 Sí. Me prepararé para la bronca a mi vuelta.

B.6 ¿Qué le habéis pedido?

A.7 Pues realmente con el TAC es más que suficiente; pero vamos a pedirle una analítica y una eco.

Libré unos días y, cuando volví al servicio, Pedro ya no estaba ingresado. Pregunté al médico que le dio el alta y me comentó que su compañera le dejó una nota sobre este caso. Reunió a Pedro, a su mujer y a sus padres y se lo explicó diciendo que todo era una complicación de su hepatitis poco corriente. El mismo médico me lo describió como un discurso de esos hechos de palabras técnicas que, preparados con an-

telación, parece que se dice algo pero nadie entiende nada. A Pedro se le derivó a consulta ambulatoria para seguimiento de pauta analgésica.

La impresión que sacó el médico que le dio el alta es que Pedro se fue tranquilo por no tenerse que operar, y por no estar claro que aquello del tumor tuviera algo que ver con su hígado. Había que esperar para ver su evolución.

Cuestiones para la reflexión y el trabajo en grupo

- Estamos ante una historia compleja donde el paciente ha sido informado directa y claramente al principio, pero la información posterior (en el ingreso) le hace negar la anterior para defenderse psicológicamente y entrar en la nueva etapa de pruebas diagnósticas. Pero esta etapa está viciada por la negligencia e incompetencia de la doctora, que se muestra incapaz de afrontar directamente el tema, a pesar de la confrontación por parte de la enfermera. Comentar el caso con el fin de identificar pistas para la resolución competente de situaciones semejantes que se pudieran presentar en el ejercicio de la profesión. Se sugiere no entrar en debates de unos profesionales contra otros, sino en el tema relacional, emocional y ético[4].
- En este caso, la enfermera ha mostrado mayor competencia relacional que la doctora. Ha intentado ayudarla a tomar conciencia de las implicaciones de la situación creada. Reflexionar sobre el modo como lo ha hecho y si podría haber hecho alguna cosa más.
- En el proceso hay un conflicto ético evidente. Identificar los valores en juego y tomar conciencia de cómo las

4. J. C. BERMEJO y R. M.ª BELDA, *Bioética y acción social*, Sal Terrae, Santander 2006.

dinámicas relacionales pueden complicar la resolución de los conflictos éticos.

- Compartir reflexiones a propósito de la comunicación de la verdad y el pacto de silencio.
- Describir las situaciones más frecuentes en las que los diferentes profesionales de la salud se ven atrapados entre la dinámica del equipo médico, la de la familia y la del propio paciente. Identificar pistas para el sano afrontamiento de tales situaciones.

Entrevista

«¿Tendré un tumor?»

La siguiente entrevista la mantiene una estudiante de las profesiones de salud con una vecina. La escribe ella misma como sigue.

Cuando volvía de clase, me encontré con Ester, en el portal de mi casa. Ester es una vecina de 40 años, casada y sin hijos. La conocí hace años, cuando vino a vivir a nuestro bloque. Nos saludamos siempre y, a veces, hablamos un poco. Sabe que estudio para ser profesional de la salud. Un día, en el autobús, me contó que había abortado por cuarta vez, y que estaba un poco deprimida. Me contó que le habían hecho unas pruebas y que no sabía todavía los resultados. Hoy Ester ha ido al ginecólogo. Me la encuentro al cruzar la calle. Viene de hacer la compra. La espero.

A.1 ¡Hola, Ester! ¿Qué tal?

B.1 ¡Hola! He ido hoy al médico y me han dicho que en la citología que me hicieron el otro día han visto una pequeña lesión, pero una lesión no se ve en una citología, ¿no?

A.2 No pueden ver si tienes una erupción o un pólipo, pero sí pueden ver si tienes una infección.

B.2 Pero me han dicho que infección no tengo. Además, me llamaron ayer para que pasara hoy urgentemente por la consulta. De llamarme tan rápido, seguro que han visto algo malo.

A.3 Seguro que hay algo anormal, pero no tiene por qué ser malo.

B.3 Creo que es un tumor, porque lo primero que me ha dicho la doctora ha sido: «Ester, tu vida está en un hilo y ahora es lo más importante. ¿Has venido sola?». Al decirme eso, seguro que es porque tengo un cáncer y no me lo ha querido decir, porque, como ya me conoce de otras veces, sabe que soy muy nerviosa y enseguida me pongo a llorar. (*En este momento las lágrimas resbalan por su cara. Al verla, mis ojos también se humedecen*).

A.4 Vamos para arriba. (*No quiere que nadie la vea en este momento*).

B.4 Pasa (*me dice, abriendo la puerta de su casa*). ¿Crees que tengo un tumor? (*Mientras me siento en la silla*).

A.5 Sinceramente, algo anormal tienes, pero todavía no lo sabes. Existen otras enfermedades de útero que no son tumores. ¿Por qué no puedes tener una de ellas?

B.5 Si fuera así, me lo habrían dicho.

A.6 A lo mejor están esperando a que llegue otra prueba para confirmar el diagnóstico. ¿Te hicieron más pruebas, además de la citología?

B.6 Sí, análisis; y cuando me hicieron la citología, me hicieron más daño que otras veces y me sacaron una especie de coagulillo que metieron en un tubito.

A.7 Seguro que te hicieron una biopsia.
B.7 ¿Se ve ahí si tengo un tumor?
A.8 Sí. Es la prueba para diagnosticar las células malignas.
B.8 ¿Entonces tú también sospechas que puedo tener cáncer?
A.9 Es una posibilidad, pero no la única.
B.9 Yo creo que sí. Además, me ha llevado a otra consulta para que sea ese médico el que me trate.
A.10 ¿Qué consulta era?
B.10 Ginecología oncológica. ¿Sabes lo que es eso?
A.11 Sí.
B.11 ¿Qué crees ahora?
A.12 Es posible que tengas un tumor, pero no te preocupes. Te lo han cogido bastante a tiempo. No hace mucho te hiciste una citología y ecografía; si no sospecharon nada, no debes de tenerlo muy avanzado, y estos tumores tienen muy buen pronóstico.
B.12 Pero ¿por qué me tiene que tocar a mí?
A.13 Eso nunca se sabe.
B.13 ¿El cáncer se hereda? Mi padre murió de cáncer.
A.14 Puede tener un carácter hereditario, pero no está muy demostrado. ¿De qué clase de cáncer murió tu padre?
B.14 De laringe y pulmón.
A.15 ¡Hombre!, no compares un cáncer de laringe con uno de útero. Sin útero se puede vivir; sin pulmón, no. Ahora el cáncer de útero está muy controlado y, de verdad, es uno de los que mejor pronóstico tienen.
B.15 Si tengo un cáncer, ¿qué harán?
A.16 Te operarán y te quitarán el útero y los órganos que tengas infiltrados. A lo mejor también te tienen que dar quimioterapia.

B.16 ¿Y si se me cae el pelo?

A.17 Hay pelucas, Ester.

B.17 Eres igual de clara que los médicos.

A.18 Es la verdad, Ester. No te tienes que preocupar por la caída del pelo. Tu vida es lo primero, y si recibiendo quimioterapia te curas, ¿qué más te da que se te caiga el pelo?

B.18 Ya, pero...

A.19 Ahora tienes que procurar animarte. Trabaja, diviértete, mantente ocupada y piensa una cosa: si estás animada y tienes intención de curarte, la recuperación será más rápida.

B.19 Es muy fácil decirlo, pero ponte en mi lugar.

A.20 Me imagino cómo debes de estar, pero tienes que intentar superarlo y animarte.

B.20 No sé, la vida hoy se me ha hundido.

A.21 Ánimo, y a seguir adelante. Haz caso a los médicos, que serán ellos los que te curen. ¿De acuerdo?

B.21 Sí, ahora mismo pienso que todo está en manos de los médicos y de Dios.

A.22 Eso, ten confianza y verás como dentro de un tiempo todo estará superado y olvidado.

B.22 Eso espero. Bueno, Raquel, gracias por todo y perdona por haberte robado algo de tu tiempo.

A.23 No te preocupes, y recuerda que, si necesitas algo, lo único que tienes que hacer es tocar al portero, que yo bajaré a la hora que sea necesario, ¿de acuerdo?

B.23 Vale, muchas gracias por todo. (*Me abre la puerta y salgo*).

A.24 Bueno, adiós, y recuerda que estoy para lo que necesites.

B.24 Gracias. ¡Hasta luego!

Cuestiones para la reflexión y el trabajo en grupo

- En esta entrevista encontramos a la futura profesional de la salud intentando ayudar a manejar el impacto emotivo y la situación cognitiva que está viviendo la paciente. En cierto sentido, se espera del ayudante que ofrezca informaciones que sería más propio que diera el médico y que apoye emocionalmente, aunque fuera de un contexto profesional. La estudiante despliega un estilo relacional que no termina de entrar en el mundo de las preocupaciones de la paciente. Analizar el tipo de intervenciones y constatar la tendencia a aliviar minimizando, relativizando o huyendo.
- La paciente de esta entrevista posee algunas informaciones sobre su verdad, pero solicita aclaración de su significado a la estudiante. Valorar cómo ha respondido a esta demanda.
- En muchas ocasiones, los profesionales de la salud tienen que hacer un trabajo de «traducción» de las informaciones recibidas de los médicos o de manejo de las sospechas. Reflexionar sobre las dificultades personales experimentadas en estas situaciones y el modo ideal de acompañar en ellas.
- Reflexionar sobre las necesidades experimentadas como estudiante o profesional para poder realizar el soporte emocional solicitado en numerosas ocasiones por los pacientes y familiares.

Ejercicios

– Escribir una definición de «relación de ayuda» centrada en el ejercicio de las profesiones de salud.

- Pensar en una ocasión en la que se ha recibido ayuda de alguien o de un profesional de la salud, en particular. Detectar, recordando, los elementos que se dieron en aquel o aquellos encuentros y las características, habilidades, disposiciones del ayudante que hicieron sentirse ayudados. Comentarlos.
- Detectar o identificar cuáles son las situaciones que se encuentran en el ejercicio del trabajo en las que sienten mayor necesidad de saber ayudar, es decir, de ser competentes en el arte de relacionarse con los pacientes. Invitar a ser específicos indicando con precisión las características de tales situaciones.
- A la luz de la reflexión sobre los diferentes estilos de relación de ayuda presentados en el cuaderno *Apuntes de relación de ayuda* –directivo o facilitador, centrado en el problema o en la persona; es decir: autoritario, paternalista, democrático y empático–, reconocer cuál es el propio. Comentar con otra persona.
- Identificar las situaciones en las que se experimentan más dificultades para centrarse en la persona considerando todas sus dimensiones, y los motivos.
- Reflexionar sobre el modo como se tiene integrada cada una de las dimensiones de la persona: la dimensión corporal, la intelectual, la emotiva, la social o relacional, la valórica y la espiritual y religiosa. Puede hacerse describiendo por escrito cómo se experimenta cada una de estas dimensiones: en qué medida está integrada, las dificultades que se viven, los recursos existentes en cada una de ellas...

2
La actitud empática

◆

Hoja de trabajo
La empatía: descenso al pozo

La actitud empática es la disposición interior que permite al profesional de la salud llegar al corazón del paciente o facilitar la comprensión mirando con sus ojos, escuchando atentamente para captar bien lo que la persona en dificultad siente en su mundo interior y detectar así las verdaderas necesidades, de modo que la relación de ayuda llegue a estar bien centrada en la persona y no solo en la patología.

La descripción de la empatía como una actitud que supone una serie de momentos o fases puede resultar útil para una mejor comprensión de su significado y para madurar la reflexión sobre el manejo de la implicación emotiva y afectiva con el sufrimiento ajeno.

Cuando hablamos de *fases de la empatía*[1] diseccionamos la actitud con función pedagógica, refiriéndonos a la fase de la identificación con la persona y con la situación del paciente

1. J. C. Bermejo, *Empatía terapéutica: La compasión del sanador herido*, Desclée De Brouwer, Bilbao 2012.

o familiar, a la fase de la repercusión que ello tiene sobre el ayudante, a la fase de la incorporación o autoobservación de lo que en la historia propia hay de común con el problema del ayudado y a la fase de la separación o restablecimiento de la distancia física, psicológica y afectiva.

La imagen del pozo puede resultar útil para comprender el significado de la actitud empática.

Comparemos, en primer lugar, la situación de una persona necesitada de ayuda, enferma, con la que se representa en la siguiente imagen en la que la situamos en un pozo (figura 1), con el agua hasta el cuello, sin hacer pie, pero en un pozo que cuenta con escaleras (recursos). Queremos representar así no la necesidad de una *intervención en crisis* (en el sentido técnico de esta expresión), sino la situación de una persona necesitada de un acompañamiento cualificado por parte del profesional de la salud mientras afronta su dificultad para sanar integralmente (salir del pozo) o aprender a vivir de la manera más sana –si curar no fuera posible– la situación propia de enfermedad o limitación.

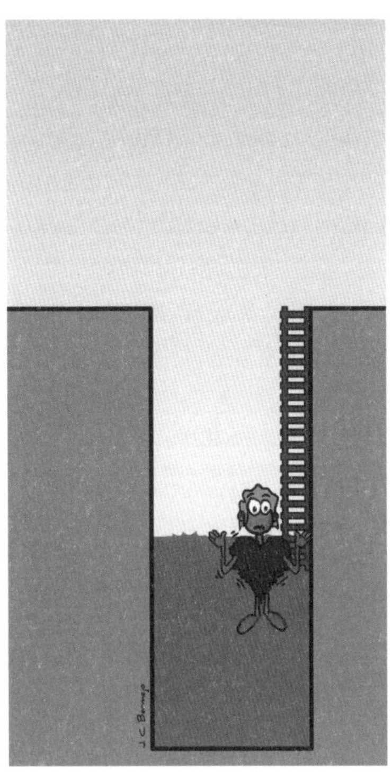

FIGURA 1

La primera tentación en la que caen algunos profesionales es la de realizar intervenciones paternalistas o autoritarias que se traducen en «asistencialismo relacional» o en lenguaje exhortatorio, hecho con frecuencia de frases prefabricadas, que generan tranquilidad en el profesional de enfermería porque, a primera vista, puede que el ayudado salga de la situación en que se encuentra o porque el ayudante escapa de la dificultad relacional.

Por eso, la tendencia a «echar cuerdas», como vemos en la siguiente imagen, ha de ser superada por el verdadero significado de la actitud empática. Echar cuerdas, en términos relacionales, se traduce en dar soluciones, decir al otro lo que tiene que hacer sin contrastar con su criterio, o en intervenciones que invitan a desdramatizar la situación en la que se encuentra, llegando, a veces, al extremo de lo que podríamos llamar «encarnizamiento consolatorio».

Así, por ejemplo, «echar la cuerda» (figura 2) puede traducirse en el diálogo que quiere ser de relación de ayuda en expresiones como «Usted no se preocupe, que ya verá cómo las cosas se arreglan bien»; «Usted lo que tiene que hacer es...»; «Hay otros que están peor»; «Con el tiempo todo se cura...»; «Está usted en buenas manos»; «Es mejor que no piense eso»; cuando no se traduce en expresiones moralizantes o reprimendas del tipo «Si usted no hubiera...», y otras semejantes.

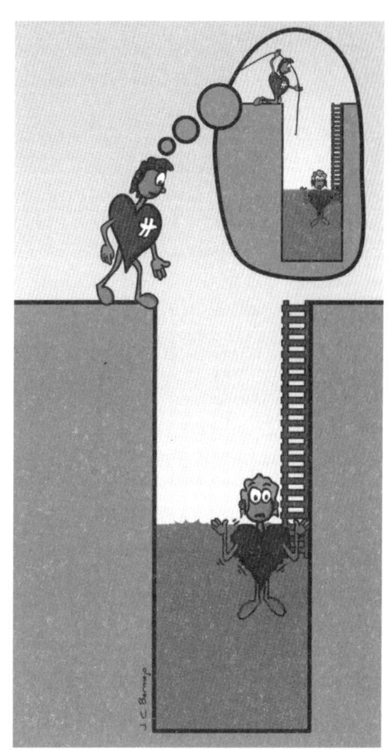

FIGURA 2

En cambio, la actitud empática supone hacer el esfuerzo, en primer lugar, de

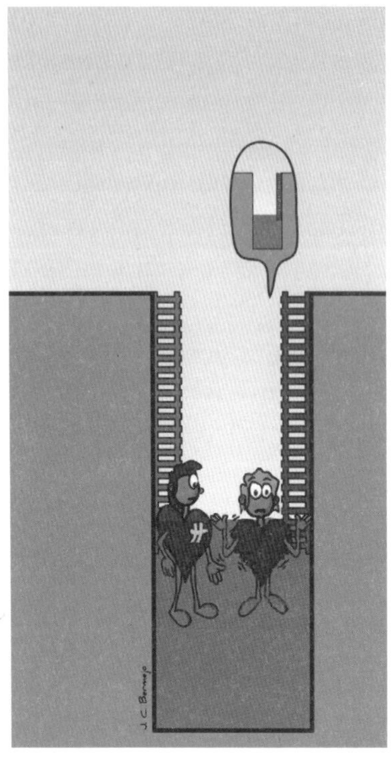

FIGURA 3

entrar en el mundo del otro para ver las cosas desde su punto de vista. Naturalmente, no se trata de identificarse con su persona para sentir lo mismo que él (sería una actitud masoquista), sino de la disposición interior que lleva al profesional de enfermería a ponerse a sí mismo entre paréntesis y adoptar el marco de referencia interior del paciente. Esto supone, utilizando la imagen que estamos siguiendo, bajar al pozo del otro (figura 3). ¡Entiéndase bien! Se trata de disponerse interiormente (hablamos de *actitud* empática) a comprender los significados verdaderos y únicos que las cosas tienen para aquel a quien queremos ayudar y para detectar lo más ajustadamente posible a la realidad las necesidades, y así poder planificar los cuidados correctamente.

Solo bajando al pozo del otro podremos ver las cosas desde su punto de vista, darnos cuenta de lo que significa su situación, captar el impacto que tiene a nivel global. Naturalmente, bajar al pozo de la situación crítica, de dolor, de sufrimiento del paciente no supone un deseo de «sentir lo mismo que él», sino sencillamente captar de manera lo más ajustada posible las verdaderas necesidades, el mundo emotivo y de significados del otro. De este modo se le podrá acompañar en el proceso de identificación de los propios recursos para afrontar las dificultades a partir de la situación que genera la experiencia de sentirse comprendido. Es decir, el que «baja al pozo ajeno» pretende comprenderlo, transmitirle comprensión y acompañarlo a descubrir las escaleras –que también las hay– de su propio pozo, es decir, los recursos con los que cuenta para afrontar su problema.

Quien consigue hacer este esfuerzo de «identificación» con la persona y con la situación del otro –empresa harto difícil– percibirá en sí mismo el efecto que esto tiene. A esta fase de la empatía la llamamos la fase de la repercusión (figura 4). Es decir, el profesional de la salud, mirándose a sí mismo, descubre cómo le afecta el contacto con la vulnerabilidad ajena, lee sus propios sentimientos de modo que así podrá ser dueño de los mismos y no dejarse llevar por ellos en su comportamiento.

Estamos hablando de reconocer el precio que supone la actitud empática; es decir, lo que le pasa al ayudante cuando entra realmente en el mundo ajeno. La imagen que presentamos es la del ayudante empático que, en el proceso de relación de ayuda, se siente afectado a nivel emotivo por el contacto con el sufrimiento de la persona ayudada. Es el precio de la empatía o la conciencia de la fatiga por compasión.

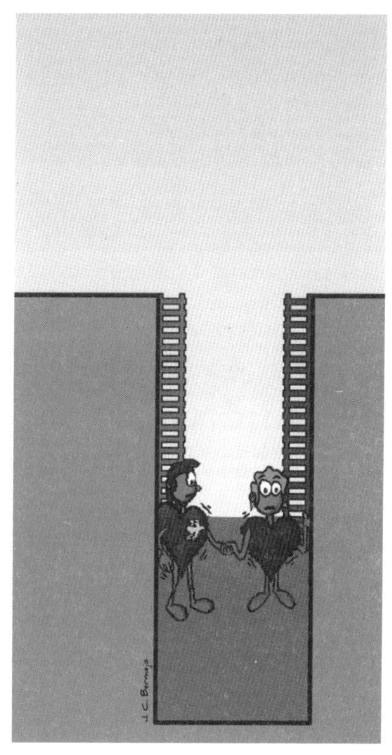

FIGURA 4

Al describir el proceso de la actitud empática, nos damos cuenta también de que quien entra en el mundo ajeno para comprenderlo experimenta un encuentro consigo mismo. Es decir, que el contacto con la vulnerabilidad del enfermo o familiar despierta con frecuencia la vulnerabilidad del ayudante. Como se ve en el dibujo, bajar al pozo del otro en actitud empática lleva a descubrir en nuestro interior nuestros propios pozos (figura 5), nuestras propias heridas, nuestros propios límites, que residen en nuestra historia o en nuestra misma persona en el momento en que interactúa con el otro. Uno descubre sus propias miserias (permítase la expresión) y sus propias pobrezas también del presente. El profesional de la salud puede sentir cómo también él tiene experiencias semejantes a las que vive e intenta comprender en el enfermo. Quizá tenga familiares enfermos, quizá viva en su propia carne las mismas dificultades que presenta el otro. Manejar sabiamente esto supone reconocerse *sanador herido*[2], es decir, ayudante vulnerable, y utilizar este encuentro con la vulnera-

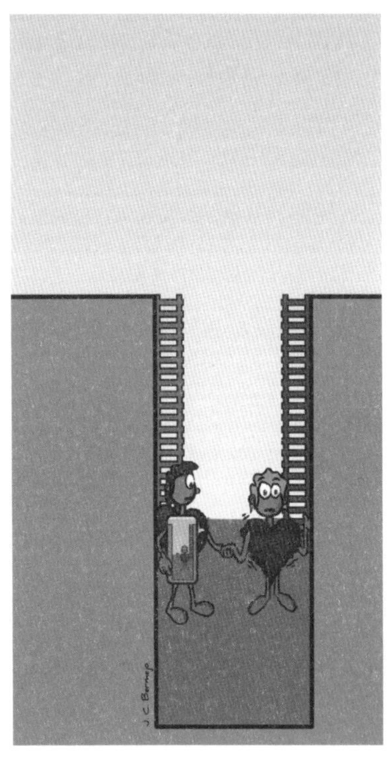

FIGURA 5

2. J. C. BERMEJO, *El sanador herido: Humanizar las relaciones de ayuda*, Desclée De Brouwer, Bilbao 2022.

bilidad propia para aumentar la capacidad de comprensión de los significados del mundo en que se encuentra la persona a la que queremos ayudar.

En último término, quien quiere ser empático con la persona enferma, si no quiere caer en el síndrome del *burn-out* o del «quemarse» en el ejercicio de su profesión, ha de aprender a restablecer la distancia emotiva, afectiva; es decir, a salir del pozo ajeno (figura 6) para reencontrarse consigo mismo, para no vivir constantemente «fuera de sí», centrado en el otro, y para disponerse a ayudar a otras personas que viven en sus propios pozos, distintos de este.

Más aún: en realidad, el profesional ha de saber manejar estas «fases» en su sentido sincrónico, no solo diacrónico; es decir, ha de saber mantener la distancia emotiva y afectiva ya desde el momento en que intenta «meterse en el pellejo» ajeno. Se diría que, cuando intenta identificarse con el paciente para ver las cosas desde su punto de vista y comprender, no deja de ser él mismo ni de ver las cosas también desde su propio punto de vista, lo que permitirá las oportunas confrontaciones. Es también lo que conocemos como ecpatía o necesidad de separarse, para mantener, en boca de Ricoeur, «la justa distancia».

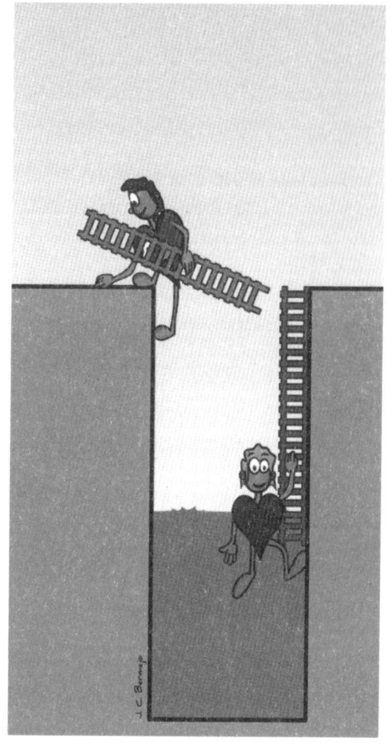

FIGURA 6

Entrevista

El señor López está preocupado

El Sr. López es un paciente de 60 años que ha ingresado en un centro quirúrgico para ser intervenido de una lesión dérmica en la cara. Aunque aparentemente no existen signos de malignidad y la operación no parece importante, es necesario hacer un estudio anatomopatológico. El profesional de la salud, una vez recibido el parte del turno anterior, va a la habitación del señor López para cerciorarse de que está preparado, pues su intervención está prevista para primera hora.

A.1 Buenas tardes. Venía a cerciorarme de que está todo a punto para bajar a quirófano.

B.1 Bueno, imagino que sí. Desde que he ingresado esta mañana me han hecho muchas cosas y ha pasado por aquí mucha gente. Imagino que sería para eso. La verdad es que nadie me lo ha explicado, y yo... con el susto que tengo no me he atrevido a preguntar.

A.2 Todo lo que le han hecho es necesario para cualquier intervención y, aunque la suya no parece complicada, hay que hacer una preparación preoperatoria completa.

B.2 Sí, ya lo sé. Me lo ha dicho el médico, que la operación no es grave, pero estoy asustado. ¿Sabe? A mí eso de la anestesia...

A.3 Pero bueno, no me diga que a sus años va a tener miedo. Eso no es nada...

B.3 Sí, es que se oyen tantas cosas de personas que no han despertado después de la operación... Mire, sin ir más lejos, un primo de mi cuñado se quedó en coma y al poco tiempo murió y eso que era una operación de hernia, que no era complicada.

A.4 Ande, ande, no piense esas tonterías. Eso sería mala suerte y no tiene porqué pasarle a usted.
B.4 Sí, pero ¿y si me pasa?
A.5 Mire, yo llevo muchos años trabajando en esto y le aseguro que no tiene por qué preocuparse. Confíe en nosotros.
B.5 No, si confiar confío, pero es que es la primera vez que entro en un quirófano y la verdad es que tengo miedo.
A.6 Bueno, no sea pesimista y piense en algo agradable, en su familia, en algo que le distraiga.
B.6 Pero si eso es precisamente lo que me preocupa: mi familia. Si me pasara algo, no sé qué sería de ellos...
A.7 ¡Menudo ánimo tiene! Mire, a su compañero de la cama de al lado lo van a operar del estómago y está tan tranquilo. Y lo que tiene él sí que es grave.
B.7 Me han dicho que si todo va bien, mañana me podré ir a casa.
A.8 Eso es el médico el que lo tiene que decir.
B.8 Es que necesito empezar a trabajar pronto. Esto de la baja es difícil de llevar.
A.9 Pues si está enfermo, está enfermo. Bueno, que tengo que seguir con el trabajo. ¡Deje de pensar en esas cosas hombre!

Cuestiones para la reflexión y el trabajo en grupo

- En esta entrevista es obvio que el profesional de la salud no ha captado el mundo emotivo y de los significados que el paciente presenta. Releerla y constatar cuántas veces habla de significados y no es comprendido por el ayudante.

- Valorar el tipo de intervenciones del ayudante constatando la ausencia, al menos, de la dimensión conductual de la empatía o de la respuesta comprensiva.
- Reflexionar sobre lo que suele suceder al ayudante si realmente entra en el mundo de los significados que las cosas tienen para el ayudado. Plantearse esta pregunta: ¿qué le habría pasado al visitante si hubiera sido realmente empático con el señor López?, y contrastar la reflexión con el modo propio de interactuar con los enfermos y familiares en situaciones como esta.

Entrevista

El compañero de habitación ha muerto

Esta conversación tiene lugar con un paciente de 56 años, ingresado por octava vez en el hospital oncológico por un cáncer de páncreas. En el servicio todos pensábamos que él no sabía lo que tenía, puesto que nunca habló de ello hasta este día.

A.1 Por favor, señorita, ¿me podría decir de qué ha fallecido mi compañero de habitación?

B.1 Llevaba mucho tiempo mal y...

A.2 Sí, sí. Ya sé que estaba mal. Desde que yo estoy aquí, no había abierto los ojos. Pero ¿qué enfermedad tenía?

B.2 Perdone, pero me tengo que ir..., me están llamando.

A.3 No me lo quiere decir, ¿no? ¿Tiene miedo? Claro, seguro que es la misma enfermedad que tengo yo.

B.3 ¿Por qué piensa que es la misma? ¡No será porque no hay muchas enfermedades!

A.4 Sí, pero me temo que todos los que estamos aquí tenemos lo mismo, ¿no?

B.4 No. ¡Qué va! Este señor estaba muy mal; ya se lo he dicho.

A.5 Si ya lo decía yo... Esto de *onco* me sonaba mal... No sé lo que significa exactamente, pero nunca me gustó el nombre.

B.5 No todos los pacientes que están en este centro tienen lo mismo.

A.6 No hay más que vernos. Se nos ha caído el pelo, perdemos y perdemos peso... Los dolores, el suero, la sonda... Uno muere hoy, otro mañana..., quizá la semana próxima...

B.6 No sea pesimista. Cada uno es cada uno. Y además a usted nadie le ha dicho qué enfermedad tiene. Todo son suposiciones suyas.

A.7 Mire, señorita: cuando yo ingresé aquí la primera vez, estaba ciego, sordo... de todo. No quería ver la realidad. Después de ingresar varias veces, me sigo haciendo el ciego, el sordo..., pero oigo, veo y sé perfectamente dónde estoy y lo que me espera...

B.7 Eso solo lo sabe Dios. Será lo que Él quiera; así que usted descanse tranquilo y no piense en esas cosas. Mañana será otro día.

A.8 Lo siento, pero para mí será como hoy. No sé si podré dormir tranquilo. Me había acostumbrado a ver a este hombre a mi lado...

B.8 ¡Hala, que descanse! Hasta mañana.

Cuestiones para la reflexión y el trabajo en equipo

- Analizar el tipo de relación mantenida con este paciente. Centrar particularmente la atención en la dificultad experimentada a entrar en el mundo de los significados cuando estos están asociados tan directamente con la muerte.

- En esta conversación está muy clara la tendencia a huir de la realidad del presente. Reflexionar y compartir sobre esta tendencia en uno mismo y sobre las situaciones en las que más claramente se da.
- Explorar personalmente cómo se maneja la implicación emotiva, los mecanismos defensivos más utilizados y el modo cómo se vive el riesgo del *burn-out* en el ejercicio de las profesiones de salud.

Entrevista

Visita a María y a Filo, hermanas

María y Filo son dos hermanas, de 90 y 88 años respectivamente, solteras, que han vivido y trabajado juntas toda la vida. Ahora viven en una residencia de ancianos y se han separado por primera vez cuando María tuvo que ser hospitalizada, al diagnosticársele un posible carcinoma pancreático. Al descartarse el tratamiento quirúrgico, regresa a la residencia para recibir cuidados paliativos[3]*. Cuando entro en la habitación para atender a María tras su regreso del hospital, Filo, que está muy preocupada, se interesa por el estado de su hermana, que está en la cama entre adormilada y comatosa.*

A.1 Buenos días.
B.1 Buenos días. Tenía muchas ganas de verte.
A.2 Estarás contenta. Ya tienes aquí a tu hermana.
B.2 Sí, pero está muy malita y yo muy preocupada.
A.3 Ya sabes lo que le han diagnosticado en el hospital, pero no tienes que preocuparte, porque ya sabes que aquí os cuidamos como si fuerais de nuestra familia.

3. J. C. Bermejo y E. Santos, *Counselling y cuidados paliativos*, Desclée De Brouwer, Bilbao 2015.

B.3 Ya lo sé. ¿Qué haré yo si se muere María? Me quedaré sola.

A.4 ¡Venga, Filo! No vamos ahora a pensar en eso. Intentaremos que María se recupere lo más posible para que sigáis juntas mucho tiempo.

B.4 Pero ¿no os han dicho que tiene algo muy malo?

A.5 Bueno..., no nos han dicho nada seguro. A veces, por muchas pruebas que se hagan, se realizan diagnósticos equivocados.

B.5 Vosotras sois muy buenas, pero me da tanta pena verla así... Y yo me quedaré tan sola...

A.6 Filo, tienes que tener confianza. La esperanza es lo último que se pierde.

B.6 Ya, pero nosotros llevamos mucho tiempo juntas. No me hago a la idea de que pueda morirse ya. Para mí lo es todo.

A.7 Bueno, Filo, si piensas esas cosas no vas a conseguir nada. ¡Hay que animarse, mujer! Tú piensa que se recuperará. ¡Venga!

B.7 Gracias. Pero no me quedo tranquila. Está muy malita y es lo único que tengo en la vida.

A.8 Venga. No te preocupes tanto, que ya estamos nosotros para cuidar a María. Luego volveré para ver qué tal seguís. ¡Hasta luego!

Salgo de la habitación con la satisfacción de haber disminuido la ansiedad de Filo.

Cuestiones para la reflexión y el trabajo en grupo

- En esta conversación se percibe claramente la ausencia de empatía de la profesional de la salud con la familiar de la paciente, también ella residente del centro. Revisar las intervenciones de la ayudante y confrontarse con este estilo tomando conciencia de las situaciones o veces en que se utilizan frases semejantes.

- Reflexionar sobre el comentario que anota la ayudante al escribir la conversación, es decir, sobre la sensación que tiene de haber disminuido la ansiedad de su interlocutora cuando en realidad lo que ha hecho es dispensar frases hechas.

Entrevista

Diálogo en la cárcel

La siguiente conversación tiene lugar entre un cuidador que acude a una planta de la enfermería de la cárcel[4] *buscando a un paciente ingresado en ella. El cuidador va buscando a Marcos y se asoma a una habitación preguntando por él.*

A.1 Oye, vengo buscando a un chico que se llama Marcos. ¿Sabes si sigue aquí, en enfermería?

B.1 (*Responde un paciente*): Ya sé quién es, pero no está. Le pusieron en libertad sin fianza esta semana.

A.2 ¡Ah, estupendo! Bueno, no nos conocemos. Yo soy Pedro.

B.2 Encantado. Yo soy Ricardo. Mira, siéntate aquí.

A.3 ¿Qué tal estás? ¿Cómo te resulta esto?

B.3 Pues ya ves, aquí... Sin ningún tipo de esperanza, ya te puedes imaginar. ¡Y eso que solo llevo aquí desde mayo, o sea, cinco meses!

A.4 ¿Qué? ¿Tienes para mucho?

B.4 Pues sí; espero quince años. La verdad es que la armé curiosa. Te cuento: tenía un juicio en el juz-

4. R. M.ª Belda y J. C. Bermejo, *Cartas desde los márgenes*, PPC, Madrid 2012.

gado porque intenté apuñalar a mi mujer y después suicidarme. Todo fue por haber tomado pastillas y alcohol, y ya ves... La vida en un momento se estropea. Ahora ¡menudo panorama tengo! No tengo ilusión por nada.

A.5 Espera, hombre. Algo habrá que te ayude. ¿Y tu familia?

B.5 Ya te imaginarás que mi mujer no quiere saber nada de mí. Luego, eso sí, tengo una hija de trece años, pero tampoco viene a verme.

A.6 Es casi lógico. Seguro que con la edad que tiene está influenciada por su madre. Quizá ahora no, pero ya verás como dentro de un tiempo tu hija viene a verte.

B.6 No, no. Lo tengo todo muy claro. Yo no he nacido para sufrir y desde luego no me voy a pasar aquí quince años. Antes de eso me quito de delante.

A.7 Pero ¿qué dices?

B.7 Sí. Después de ingresar aquí en Villabona ya lo intenté otra vez y de hecho los funcionarios me tienen calificado de peligroso.

A.8 Espera, hombre. ¿De verdad no hay algo que te ilusione? ¿No tienes padres o hermanos?

B.8 ¡Ah, eso sí! Mi madre viene mucho a verme, y está muy pendiente de todo y muy preocupada. También tengo hermanos, pero están casados y cada uno hace su vida, aunque vienen a verme. ¿No crees que cuando salga de aquí no debo ser un estorbo para ellos? ¿Sabes cuántos años tengo? ¡Treinta y nueve! Y saldré de aquí aproximadamente con cincuenta y cinco. Ponte en mi lugar...

A.9 Oye, treinta y nueve no son tantos. Yo tengo treinta y dos y nos queda mucho por hacer. Ahora estoy seguro de que si tu madre ya no está cuando salgas, tus hermanos no te van a dejar tirado. Fijo.

B.9 No lo sé. No lo veo tan claro. Además, otra cosa, ¿qué posibilidades tengo de rehacer la vida cuando salga? Ya estaba jubilado en Ensidesa por tener la mano derecha paralizada como consecuencia de un accidente, por lo que no voy a poder trabajar tampoco. La verdad es que me veo en la calle tirado.

A.10 ¡Venga, hombre! No lo veas todo tan negro. Te insisto en que tienes ahí a tu familia, que va a estar contigo, y especialmente a tu hija, que dentro de unos años va a ver las cosas por ella misma y quién sabe... No hagas ninguna locura, que quizá dentro de un tiempo lo veas diferente...

B.10 De verdad que es muy duro. Aquí estamos en un cementerio viviente, viendo pasar las horas... Y eso, de verdad, destruye a cualquiera.

A.11 De verdad que lo sé, pero en último caso tendrás que buscar en ti un motivo para seguir adelante. De entrada, el domingo que viene nos vemos, ¿vale?

B.11 De acuerdo. ¡Hasta el domingo!

Cuestiones para la reflexión y el trabajo en grupo

- En esta conversación que el cuidado está dispuesto al diálogo, en este caso surgido de manera espontánea, pero vemos también la dificultad para entrar empáticamente en el mundo del paciente y en el universo simbólico y real de cuanto refiere. Analizar el estilo relacional releyendo la conversación.
- Los temas tratados por el paciente son extremadamente delicados: el sentido de la vida, las relaciones familiares, el suicidio, el futuro incierto, la ausencia de libertad. A la luz de esta conversación, explorarse a sí mis-

mo y el modo de manejar estos temas cuando surgen en el encuentro con las personas a las que se atiende en el ejercicio de la profesión.
- Más allá del ejercicio profesional, reflexionar sobre cómo ayudar empáticamente a quien habla de la ausencia de sentido en su vida y del suicidio previsto o ya intentado.

Cuento

En el reino de las mariposas

Un sencillo y breve *cuento*[5] puede ayudar a percatarse del significado de la actitud empática y de la necesidad de mantener un buen equilibrio en la implicación emotiva y afectiva con el ayudado; de modo especial, la necesidad de vivir sanamente la fase de la separación.

> «En el reino de las mariposas, una vez el rey vio algo que relumbraba a lo lejos. Entonces quiso saber de qué se trataba. Envió a una mariposa para que investigara. La mariposa fue, volvió, y le dijo al rey: "Es la luz de una vela". El rey no se quedó tranquilo ante tal respuesta y envió a otra para que se interesara por aquello que relumbraba. La segunda mariposa fue, volvió con las patitas un poco quemadas y le dijo al rey: "Es la llama de una vela". El rey no se quedó tranquilo aún y envió a una tercera mariposa. La tercera fue, pero no regresó. Solo se percibió de ella el olor a chamusquina. La mariposa se había acercado tanto al fuego que se había quemado».

5. J. C. Bermejo, *Regálame la salud de un cuento*, Sal Terrae, Santander 2024[18]; *Cuentos que sanan: Para regalar*, Sal Terrae, Santander 2021; *Cuentos con salud*, Sal Terrae, Santander 2012; *Regálame más cuentos con salud*, Sal Terrae, Santander 2021[8].

Una reflexión sobre este breve cuento puede servir para pensar hasta qué punto hay que implicarse en el sufrimiento ajeno: la primera mariposa podría representar a quien no se mete lo suficiente como para percatarse del fuego (entendamos nosotros: del sufrimiento). La segunda puede representar a quien se acerca al mundo del dolor ajeno y percibe el fuego, quedando afectado por él, aunque con posibilidad de volver. La tercera se metió tanto que se quemó. Este quemarse es lo que se entiende por síndrome del *burn-out*. El equilibrio en la actitud empática consiste en actuar como la segunda mariposa: aprender a captar realmente lo que hay en el otro, pero sin identificarse tanto que ello impida restablecer la distancia necesaria para poder seguir viviendo y ayudando a otras personas. Vivir sanamente este equilibrio entre acercamiento y distanciamiento, entre bajar al pozo ajeno y salir de él, es garantía de una buena intervención como profesional de la ayuda y de un buen grado de salud del ayudante.

Hoja de trabajo

La agudeza empática.
La empatía ¿se aprende?

Aclarar el concepto de *agudeza empática* puede ayudarnos a responder a la pregunta, muchas veces formulada en grupos de aprendizaje de relación de ayuda, de si la empatía se aprende o se adquiere, es decir, si uno es empático o no por naturaleza o puede llegar a serlo.

Aclaremos los siguientes conceptos:

- *Agudeza empática*: Sensibilidad del ayudante al flujo de sentimientos y a la captación de significados del ayudado y las habilidades para comunicar esta comprensión de manera apropiada y comprensible para el ayudado (Ch. Truax).

Entendemos, pues, por agudeza empática el resultado de la presencia en una persona de la aptitud empática, del cultivo de esta actitud (que depende de la voluntad y de la propia decisión ética de querer ser empático), de la dimensión conductual de la empatía, traducida en habilidades, y del *flash* empático presente de manera diferenciada en cada uno hacia un grupo de personas o experimentado en situaciones concretas.

Aptitud empática	*Cultivada personalmente*	*Adiestramiento*	*Personal*
	Actitud empática		
		– Escucha activa – Respuestas empáticas • Reformulación • Interpretación • Personalización	«*Flash* empático»

- *Aptitud empática*: Capacidad para la empatía («yo podría ser tú» –imposible en un primate–), presente en el cerebro humano normal.
- *Actitud empática*: Disposición de la persona (en relación con la voluntad y los valores) a captar el marco de referencia interior del otro, los sentimientos y significados (Carl Rogers).
- *Dimensión conductual de la actitud empática*:
    - Escucha activa: Habilidad de atender, observar, escuchar, acoger bien centrado en la persona que comunica.
    - Respuesta empática: Habilidad de comunicar verbal y no verbalmente cuanto se ha comprendido mediante diferentes modos de responder (reformulación,

reiteración, dilucidación, reflejo del sentimiento, interpretación, personalización...) (Robert Carkhuff).

- «Flash *empático*»: Destello de comprensión de la situación global del ayudado, de sus conflictos y problemas personales que se produce mientras se presentan las dolencias físicas, con el fin de utilizar la comprensión con fines terapéuticos (Michael Balint).

Después de todo esto, se puede decir, pues, que nacemos capaces (aptitud) de ser empáticos, si bien la actitud empática, como disposición interior, depende de la voluntad y de la formación, así como de la cantidad de destello empático que uno sea capaz naturalmente de vivir.

La reflexión reciente sobre la *inteligencia emocional* está ayudándonos a comprender la importancia de la educación en esta actitud y la relación de su ausencia con la delincuencia y con comportamientos antisociales[6].

Por otra parte, algunas reflexiones hechas en el campo de la medicina[7] nos ayudan a tomar conciencia de la disposición que todos tenemos para ser empáticos y que se pierde, en parte, con la formación de la propia identidad –distinta de la de los demás–, y en parte –sobre todo en medicina–, por el ambiente de la facultad o el *contagio* de quien lleva años en la profesión y puede estar *quemado*, pero puede recuperarse gracias a la formación y al cultivo de las habilidades sociales propias de la empatía.

Hay que tener en cuenta también el eventual mal uso de la empatía cuando esta sirve a la persona dañina para apro-

6. D. GOLEMAN, *Inteligencia emocional*, B de Bolsillo, Barcelona 2018.
7. J. GARCÍA-CAMPAYO, L. ASEGUINOLAZA y G. LASA, «La empatía, quintaesencia del arte de la medicina»: *Medicina Clínica* 105 (1995), 27-30.

vecharse de la víctima, mediante la comprensión de sus sentimientos, mecanismos y modos de proceder. La empatía se vincula, de este modo, con la ética.

Testimonio

En el año 2040

Primeramente, permitid que me presente, pues en el año 2040 tendré setenta años y es posible que yo sea una de vuestras residentes. Como es posible que en ese momento sea incapaz de comunicaros mis deseos, aprovecho la ocasión que tengo hoy para hacerlo y deciros cómo querría que me cuidaseis si tuviera que pasar una larga estancia en el geriátrico.

En primer lugar, me gustaría conservar mi identidad: yo soy la señora Mills y es así como deseo que se me llame. No quiero convertirme en «abuela» o «Rosa» o «la señora de la cama número 9», sino que quiero mantener el nombre al que estoy acostumbrada, seguir siendo la señora Rosemary Mills.

Una de las cosas más importantes para mí es la independencia. ¿Podré tener una habitación individual? Probablemente no. En tal caso, cuidadoras, vigilad bien que las cortinas estén corridas alrededor de mi cama mientras me lavan o me visten.

Si me tenéis que lavar, aseguraos, por favor, de que el agua esté caliente y no tibia. No soporto el agua fría para lavarme y todavía la soportaré menos cuando sea anciana. Poned mucha atención en secarme bien; no hay nada tan desagradable como sentirse medio mojado. Si me bañáis, cuidad mi intimidad y dignidad tanto como os sea posible. Tened la gentileza de calentar la toalla; os lo agradeceré. Al ser yo profesional sanitaria, he cuidado siempre mucho mis uñas; por eso espero que me las mantengáis siempre limpias y cortas; y es posible que necesite la visita del podólogo cada dos o tres semanas.

Si no soy capaz de vestirme sola, espero que las cuidadoras que me atiendan se esfuercen en cuidar mi apariencia. Me gustaría que pusiesen mucha atención cuando combinen mis jerséis y mis blusas con mis faldas, mis chaquetas con mis vestidos. Que no me pongan medias (o pantis) viejas con carreras, que no permitan que la combinación asome por debajo de mi vestido, y ¡por Dios, que no me sujeten las medias debajo de las rodillas! Después, una vez vestida, ¿podrán peinarme? Espero que sí; seguro que no os olvidaréis y que me lavaréis los dientes.

Me gustaría ir una vez a la semana a la peluquería, pero que no se les ocurra ponerme en el pelo pasadores, cintas o turbantes de colorines.

Algún día iré a la sala: si pudiésemos estar allí tranquilos... Estoy segura de que no es necesario dejar la televisión encendida todo el día sin preocuparse de si alguien la está mirando....

Si tengo libros cerca, cuidad de que tenga mis gafas; si no, me será imposible leer.

Si en el momento de la comida soy incapaz de cortarme los alimentos, confío en que lo haréis por mí. Si es preciso, no tengo ningún inconveniente en comer con la cuchara, siempre que me sirvan la comida en un plato hondo y no en un plato llano, que me obligaría a ir a la caza de los alimentos. Me gustaría tener servilleta, aunque fuera de papel, pero si se puede evitar el babero...

No os pongáis nerviosos ni manifestéis reprobación si vomito el té, o impaciencia porque soy lenta; tampoco intentéis darme la comida a cucharadas antes de averiguar si tengo fuerza suficiente para hacerlo yo sola.

Si me vuelvo incontinente, ¿podríais seguir tratándome como a un ser humano? Absteneos de arrugar la nariz de asco cuando descubráis mis sábanas mojadas.

No me tratéis nunca de «asquerosa». No me riñáis ni me pongáis en una situación crítica pensando que lo hago a propósito. Deseo que se me proporcionen compresas o empapadores especiales y se abstengan de colocarme una sonda por razones puramente prácticas. No quiero pasearme con la bolsa de orina colgando, ya que sería objeto de la curiosidad de mis nietos y una molestia para mí. Me gustaría que me llevasen al WC regularmente, que me movilizaran y no me dejasen todo el día clavada en una silla con el pretexto de que es inútil ocuparse de una persona incontinente.

Sería una muestra de gentileza por vuestra parte manifestar interés por mi familia, por las fotos que estén en la mesilla de noche o por mis nietos cuando vengan a visitarme. Sin embargo, me parecería poco caritativo que me preguntarais por qué mi familia no se ocupa de mí o por qué mi hijo y su familia no me tienen con ellos. Puede que sea demasiado dependiente para que puedan cuidarme o quizá no estén dispuestos a hacer el esfuerzo, pero, sea cual sea la causa, no deseo que se planteen estas cuestiones.

Seré feliz si puedo salir de vez en cuando, hacer una excursión en el minibús para ver los árboles en flor, las ovejas en primavera, el mar en verano o sencillamente instalarme en el jardín cuando el tiempo lo permita.

Si estoy un poco aturdida y no comprendo vuestros deseos, no gritéis, por favor. Esto solo conseguiría agitarme y descomponerme más; hasta puedo volverme agresiva. Si me tratáis con delicadeza, todo irá bien.

Cuando esté en el geriátrico, mi mundo será muy reducido. Permitidme participar de vuestro mundo. Habladme de vuestra familia, de vuestros amigos, de vuestros días de fiesta. Dejadme hablar de mi vida pasada; fingid, si hace falta, que os interesáis cuando yo os repita lo mismo que dije ayer o anteayer...

Pensad que, si una cuidadora joven se casa o da a luz un niño, poder ver a la novia en todo su esplendor o al recién nacido será para mí un acontecimiento digno de ocupar mi pensamiento durante semanas.

Mis deseos y necesidades pueden pareceros ilimitados y no son más que exigencias banales y normales: quiero tener afecto, quiero estar bien alimentada y tener una persona amable que se ocupe de mí.

Estoy segura, querida cuidadora y colega, de que ya sigues todos estos principios que se han enunciado, pero vosotras los deberéis transmitir igualmente a las cuidadoras jóvenes, ya que de aquí al año 2040 yo quiero estar atendida por expertas que sean igual de amables que conscientes profesionales. Al fin y al cabo, ¿vosotras no desearíais esto mismo si tuvieseis que estar un largo período en un hospital?

ROSEMARY MILLS
Centre de soins continus

Ejercicios

- Identificar la fase o aspecto de la empatía que vivo con más dificultad y por qué: la identificación con la persona y situación del ayudado (1.ª fase), la repercusión emotiva que ello tiene sobre mí (2.ª fase), el encuentro con lo que de semejante se «despierta» en mí mismo –la vulnerabilidad propia y su manejo– (3.ª fase) o la separación del compromiso emotivo y afectivo (4.ª fase). Reflexionar también sobre qué puedo hacer para superar tales dificultades.
- Ejercicio sobre las pérdidas: agudizar la comprensión empática.

- Acompañar al grupo a dar los siguientes pasos para hacer un ejercicio de imaginación que ayude a tomar conciencia del impacto de las pérdidas en la vida de la persona, sobre todo a nivel emotivo. El ejercicio se va acompañando, guiando; no se explica todo al principio.
- Invitar a los miembros del grupo a escribir en su papel las cinco cosas más importantes para ellos en este momento de su vida, con cinco palabras y rápidamente. Por ejemplo: «familia», «trabajo», «salud», «estudios», «novia», «Dios»... Se puede decir algún ejemplo, pero sin dar muchas ideas, para que cada uno personalice y no pongan todos lo mismo.
- Cuando todos los miembros del grupo han apuntado cinco cosas en su papel, invitarlos a imaginar que tienen que perder una de ellas; que elijan la que menos les costaría perder y que la tachen, dando a este gesto el valor simbólico-imaginativo de que la pierden. Después de unos segundos, cuando la hayan tachado, invitarlos a pensar diciéndoles frases como estas: «¿Cómo sería mi vida si hubiera perdido esto?», «¿cómo me sentiría?», «¿qué sentido tendría mi vida?»... Dejar unos instantes de reflexión silenciosa.
- Invitarlos de nuevo a imaginar que deben perder otra cosa para quedarse con las tres más importantes. Han de tachar otra palabra e imaginar que la han perdido. Repetirles de nuevo las frases para favorecer la toma de conciencia del efecto que tal pérdida tendría sobre cada uno.
- Lo mismo otra vez, hasta perder todas las cosas.
- Al final, invitar a reflexionar unos instantes (medio minuto) sobre qué se puede aprender de la experien-

cia hecha durante el ejercicio y comentarlo en el grupo brevemente.

– Identificar las pérdidas que vive una persona tras leer una conversación cualquiera. Dar nombre a cuanto ha perdido además de lo visible o al motivo que la lleva a pedir ayuda. Subrayar en la puesta en común la importancia de comprender las pérdidas para transmitir comprensión y comentar cómo esta clave («pérdida») puede ser útil para fomentar la empatía afinando la sensibilidad ante el mundo de los significados que el enfermo o la familia vive.

3
La escucha activa

◆

Hoja de trabajo

Aprender a escuchar

Un cuento oriental podría estimularnos a afinar nuestra capacidad de escucha para llegar más allá de la simple percepción de las palabras.

> «Un discípulo, antes de ser reconocido como tal por su maestro, fue enviado a la montaña para aprender a escuchar la naturaleza.
>
> Al cabo de un tiempo, volvió para contar al maestro lo que había percibido.
>
> –He oído el piar de los pájaros, el aullido del perro, el ruido del relámpago...
>
> –No –le dijo el maestro–, vuelve otra vez a la montaña. Aún no estás preparado.
>
> Por segunda vez dio razón al maestro de lo que había percibido.
>
> –He oído el ruido de las hojas al ser mecidas por el viento, el cantar del agua en el río, el lamento de una cría sola en el nido.
>
> –No –le dijo de nuevo el maestro–. Aún no. Vuelve de nuevo a la naturaleza y escúchala.
>
> Por fin, un día...

–He oído el bullir de la vida que irradiaba del sol, el quejido de las hojas al ser holladas, el latido de la savia que ascendía en el tallo, el temblor de los pétalos al abrirse acariciados por la luz.

–Ahora sí. Ven, porque *has escuchado lo que no se oye»*.

Quizá podríamos hacer un paralelismo, sin forzar mucho, con el camino que podría hacer un profesional del cuidado que quisiera adiestrarse en el arte de escuchar a las personas a las que atiende en cuidados intensivos. Puede que en un primer momento sea capaz de decir que escucha porque percibe con exactitud las señales de alarma de los monitores, la frecuencia regular de las válvulas de los respiradores, el latido del corazón del paciente con el fonendoscopio... Quizá, en un segundo intento, afinando la escucha pudiera llegar a percibir el ruido de los goteos de las perfusiones, la respiración de los pacientes sin ventilación mecánica, el mismo latido del corazón del enfermo. Nuestra propuesta va más allá aún: aprender a escuchar la parte escondida del iceberg emotivo: los miedos, temores, el sentimiento de indefensión que se esconden detrás de una lágrima o de una mirada, la confianza y la ilusión que palpitan en lo más íntimo del corazón, el anhelo de una pronta y fácil recuperación o de un final sereno y familiar, escondidos detrás de cada rostro concreto.

Susanna Tamaro ha escrito en el conocido libro *Donde el corazón te lleve*:

«El único maestro que existe, el único verdadero y creíble, es la propia conciencia. Para dar con ella hay que mantenerse en silencio, en soledad y silencio, hay que estar sobre la tierra desnuda, desnuda y sin nada alrededor, como si estuviéramos muertos. Al principio no percibes nada; lo único que sientes es terror, pero después en lo profundo, lejana, empezamos a oír una voz. Es una voz tranquila y tal vez al principio te irrita con su trivialidad. Es extraño: cuando lo que esperas es oír las cosas más grandes, aparecen ante ti las pequeñas. Son tan pequeñas y tan obvias que podrías gritar: "Pero ¿cómo? ¿Esto es todo?"»[1].

Una reflexión esta provocadora para quien desea adiestrarse en el difícil arte de escuchar.

Hoja de trabajo

Prepararse para la escucha[2]

La escucha es un fenómeno complejo que comporta muchos elementos. Carkhuff distingue tres tipos de escucha, a los que nos referimos a continuación[3].

La atención física

- Postura física del ayudante.
  - Ángulo-frente.
  - Inclinación hacia delante.
  - Brazos y manos sueltos.
    - Mirada: Contacto visual frecuente (acomodar el porcentaje al grado de confianza y a la respuesta del ayudado a la misma).
- Objetivo: Comunicar interés.

1. S. TAMARO, *Donde el corazón te lleve*, Seix Barral, Barcelona 1996, 164-165.
2. J. C. BERMEJO, *Escucha y consuelo*, Desclée De Brouwer, Bilbao 2023.
3. M. MARROQUÍN, *La relación de ayuda en Robert R. Carkhuff*, Mensajero, Bilbao 1982, 109-110.

La observación

- Capacidad de percibir el comportamiento no verbal.
  - Observar la postura del cuerpo.
  - Observar la presentación del cuerpo propio y su constitución.
  - Observar el cuidado de sí.
  - Observar las expresiones del rostro.
  - Observar los movimientos del cuerpo, manera de expresarse.
- Objetivo: Captar el grado de energía, algunos sentimientos, la disposición a implicarse en el proceso de relación; captar algunas incongruencias.

La escucha propiamente dicha

- Captar el mensaje contenido en las palabras y en el paralenguaje.
  - Suspender el juicio.
  - Guardar silencio intrapsíquico.
  - Concentrarse en el ayudado y en el contenido: quién, qué, por qué, cuándo, dónde, cómo...
    - Atención a los temas repetitivos.
    - Captar el significado del tono de voz, la velocidad, las inflexiones...

- Objetivo: comprender la experiencia personal y única del ayudado: cómo se percibe a sí mismo, cómo percibe a las personas implicadas, qué significado da a la situación, cómo influye su escala de valores y cómo ha sido construida esta, en qué medida se defiende o se siente libre...

«La experiencia enseña que es imposible prestar una atención ininterrumpida durante mucho tiempo, o percibir y asimilar todo aquello que vemos o sentimos. Al observar el comportamiento de la persona, conviene que el ayudante mantenga una *atención diligente, pero no tensa,* de manera que no se le escapen elementos significativos»[4].

Ejercicio

Adiestrarse para la escucha

Escuchar la descripción del caso hecha por el animador del grupo o leerlo individualmente y responder a continuación a las preguntas que siguen, si se tiene información suficiente para responder a todas.

Para facilitar la realización de este ejercicio, ofrecemos la solución del primer caso, a modo de ejemplo.

Caso 1

Fina es una mujer de 60 años. Su marido, Felipe, de la misma edad, tiene un cáncer de colon. Cuando Fina se encuentra sola en el pasillo del hospital, a la puerta de la habitación de Felipe, que está ingresado, al verme me pide hablar conmigo. Se la nota apagada y cansada de la noche pasada en el hospital con su marido.

«Quería hablar contigo porque... No sé qué hacer... Resulta que a Felipe tuvieron que operarle hace seis meses. Antes de operarle, el médico nos dijo lo que tenía, pero nosotros decidimos no contarle la verdad... Él dice que se ha curado, pero al ver a la gente con la que está, me parece que sospecha, porque a veces hace preguntas que me parecen raras... No sé qué hacer. Tengo la impresión de estar jugando al escondite».

- *¿Quién? Fina, mujer de 60 años, casada con Felipe.*
- *¿Qué?*

4. B. GIORDANI, *La relación de ayuda: De Rogers a Carkhuff*, Desclée De Brouwer, Bilbao 2003, 223-229.

- Del problema (datos): *«No sé qué hacer»; hablar de la verdad al marido. Sospecha que lo* sabe.
- ¿Cómo están afectadas las dimensiones?
  * Corporal: *Cansada de la noche.*
  * Intelectual: *Sospecha que su marido sabe, sensación de estar jugando, sabe el diagnóstico.*
  * Emotiva: *Apagada y cansada, preocupada por Felipe, dudosa, insegura.*
  * Social: *Su marido enfermo, el médico le dijo el diagnóstico.*
  * Valórica: *Verdad, autenticidad.*
  * Espiritual y/o religiosa: *Sensación de inautenticidad en la relación.*

• *¿Cómo?*
- Contextual: *Sola, en el pasillo del hospital, a la puerta de la habitación de Felipe.*
- Intensidad de la energía: *Apagada, cansada.*
- Paralenguaje y modo de comunicar: *Dubitativo.*

• *¿Cuándo?*
- Del problema: *A su marido lo operaron hace seis meses; deciden no decirle nada antes de operarle; ella duda ahora, hoy.*
- Del diálogo: *Al ver a la cuidadora, durante el día.*

• *¿Dónde?*
- Se refiere el problema: *En la relación con su marido, en el hospital.*
- Se presenta el diálogo: *En el pasillo, a la puerta.*

• *¿Por qué?*
- ¿Por qué cree él? *Porque su marido hace preguntas que le parecen raras y por el sitio donde está.*

  - ¿Por qué creo yo? *Porque siente que no está siendo auténtica en la relación y se siente interpelada.*
- Inferir sentimientos y valores (significado): *Inseguridad, miedo, sospecha, desasosiego.*

  Valores: *verdad, autenticidad, claridad, deseo del bien para su marido (no decir la verdad).*

Caso 2

Carmen es una señora de 87 años, que padece una enfermedad degenerativa de los huesos que le produce unos dolores tremendos en la espalda. Lleva mucho tiempo sin poder moverse de la cama debido a esos dolores. El profesional de la salud, siguiendo las indicaciones del médico, una mañana va a su habitación a ponerle una sonda nasogástrica. Tras explicarle los motivos por los que el médico la ha ordenado, Carmen dice:

«Por favor, no me hagáis más perrerías. Estoy muy cansada. Dejadme morir en paz. Me estoy muriendo, ¿por qué no me dejáis? Estoy preparada. Ya no me quedan fuerzas. Yo ya quiero descansar».

- *¿Quién?* ____________________
- *¿Qué?*
  - Del problema (datos): ____________________
  - ¿Cómo están afectadas las dimensiones?
    * Corporal: ____________________
    * Intelectual: ____________________
    * Emotiva: ____________________
    * Social: ____________________
    * Valórica ____________________
    * Espiritual y/o religiosa: ____________________
- *¿Cómo?*
  - Contextual: ____________________
  - Intensidad de la energía: ____________________
  - Paralenguaje y modo de comunicar: ____________________

- *¿Cuándo?*
  - Del problema: ____________________
  - Del diálogo: ____________________
- *¿Dónde?*
  - Se refiere el problema: ____________________
  - Se presenta el diálogo: ____________________
- *¿Por qué?*
  - ¿Por qué cree él? ____________________
  - ¿Por qué creo yo? ____________________
- Inferir sentimientos y valores (significado): ____________________

____

____

Caso 3

Jacinto tiene 40 años. Es informático, está casado y tiene dos hijos. Hace tres años fue operado de un cáncer de colon. Hace poco ingresó en el servicio de Oncología y el diagnóstico es de metástasis cerebral de mal pronóstico. Sabe que tiene un tumor. Mientras la profesional cambia la botella del suero, Jacinto le dice con voz apagada y sin mirarla, a la vez que le cae una lágrima por la cara:

«Después de todo lo que hemos pasado, cuando creía empezar a respirar un poco... Uno se cree que las dificultades están superadas y luego... Lo siento por mis hijos, que son jóvenes. (Cogiendo la mano de la cuidadora y mirándola añade): *No sé qué será de mi mujer...».*

- *¿Quién?* ____________________
- *¿Qué?*
  - Del problema (datos): ____________________
  - ¿Cómo están afectadas las dimensiones?
    - * Corporal: ____________________
    - * Intelectual: ____________________
    - * Emotiva: ____________________

   * Social: ___
   * Valórica: ___
   * Espiritual y/o religiosa: ___
- *¿Cómo?*
  - Contextual: ___
  - Intensidad de la energía: ___
  - Paralenguaje y modo de comunicar: ___
- *¿Cuándo?*
  - Del problema: ___
  - Del diálogo: ___
- *¿Dónde?*
  - Se refiere el problema: ___
  - Se presenta el diálogo: ___
- *¿Por qué?*
  - ¿Por qué cree él? ___
  - ¿Por qué creo yo? ___
- Inferir sentimientos y valores (significado): ___

___

___

Caso 4

Mónica tiene 21 años. Ingresó por Urgencias dos días antes de esta conversación a causa de un accidente de moto con su novio, que falleció en el acto. Mónica no lo sabe; tiene traumatismos y quemaduras de tercer grado en la cara, y su madre no se atreve a decirle lo que le ocurrió a su novio. Al entrar en la habitación el profesional, para darle un Nolotil, ella está despierta y sola, sentada en la cama, con las manos en la cabeza y mirando al suelo. Sin inmutarse dice:

«Me han dicho que antes de hacerme la cirugía tendré que esperar un tiempo y seguramente no podré salir a la calle ni seré capaz de mirar a nadie. Pero lo que a mí me preocupa es qué le ha pasado a José Ignacio. Nadie me dice nada (llorando y con voz fuerte)».

- *¿Quién?* ____________________
- *¿Qué?*
  - Del problema (datos): ____________________
  - ¿Cómo están afectadas las dimensiones?
    * Corporal: ____________________
    * Intelectual: ____________________
    * Emotiva: ____________________
    * Social: ____________________
    * Valórica: ____________________
    * Espiritual y/o religiosa: ____________________
- *¿Cómo?*
  - Contextual: ____________________
  - Intensidad de la energía: ____________________
  - Paralenguaje y modo de comunicar: ____________________
- *¿Cuándo?*
  - Del problema: ____________________
  - Del diálogo: ____________________
- *¿Dónde?*
  - Se refiere el problema: ____________________
  - Se presenta el diálogo: ____________________
- *¿Por qué?*
  - ¿Por qué cree él? ____________________
  - ¿Por qué creo yo? ____________________
- Inferir sentimientos y valores (significado): ____________________

____

____

Cuento

Ivar insatisfecho

Érase una vez un poeta y cantor islandés llamado Ivar que alcanzó la fama en la corte del rey de Noruega. El rey lo estimaba mucho y lo rodeaba de atenciones.

El hermano de Ivar, Thorfin, vivía también en la corte, pero estaba descontento y envidiaba los privilegios que le concedían a Ivar, entre otras cosas porque veía que sus propios dones no eran valorados.

Un día decidió regresar a Islandia. Antes de que partiera, Ivar le entregó un mensaje para una joven llamada Audney, en el que le recomendaba que no se casara con nadie porque en primavera él mismo volvería a Islandia para casarse con ella.

Thorfin partió. Llegado a Islandia, conoció a Audney, trabó con ella una relación amorosa y se casaron.

Al comenzar la primavera, Ivar partió para su tierra natal. Cuando descubrió que su hermano se había casado con Audney, se sintió profundamente herido y amargado, y se volvió desconsolado a la corte del rey. Todos notaron su cambio: Ivar ya no cantaba. Un día lo llamó el rey para enterarse de lo que había sucedido, pero Ivar no se confió. El rey le preguntó: «Dime, ¿te ha ofendido alguno de la corte?». «No», respondió Ivar. «¿Crees –prosiguió el rey– que no se te dan los honores que te corresponden?». «Oh, no», contestó Ivar. El rey reflexionó unos instantes y luego añadió: «¿Hay algo, quizá, de este reino que desearías tener?». Una vez más, Ivar respondió negativamente.

Por fin el rey, imaginando que se podía tratar de algo más íntimo, murmuró: «¿Hay, por ventura, alguien a quien amas? Por ejemplo, ¿una mujer de tu tierra?». Ivar permaneció en silencio y el rey comprendió que había puesto el dedo en la llaga. «No te preocupes –lo tranquilizó–; tú sabes que yo soy el rey más poderoso de esta región y nadie tratará de oponerse a un deseo mío. Partirás con la próxima nave que zarpe para Islandia y llevarás contigo una carta para los padres de esa mujer, en la que les ordenaré que te den por esposa a su hija».

Ivar meneó la cabeza, diciendo: «Es imposible, señor, porque ya está casada». Hubo un momento de silencio, y el rey continuó: «Entonces, Ivar, hay que pensar en alguna otra cosa. La próxima vez que visite las aldeas, las ciudades y los castillos de la región, vendrás conmigo. A lo largo del camino encontrarás a muchas mujeres fascinantes, y tal vez una de ellas satisfaga los deseos de tu corazón». «No, señor mío –respondió Ivar–, porque cada vez que veo a una muchacha pienso en Audney, y mi tristeza aumenta».

El rey prosiguió: «Entonces te daré muchas tierras y mucho ganado, dedicarás tus energías a los negocios y el trabajo y te olvidarás pronto de tu amor». «No, señor mío –respondió Ivar–, no tengo ningún deseo de trabajar».

«Entonces –propuso el soberano– te daré una gran cantidad de dinero, de modo que puedas viajar y visitar todo el mundo. Lo que veas y las experiencias que hagas te ayudarán a olvidar a tu mujer de Islandia». Ivar negó otra vez: «No tengo ningún deseo de viajar».

El rey quedó contrariado por no poder hacer nada para remediar la tristeza de Ivar. Pensó mucho tiempo y por fin decidió hacer la última sugerencia: «Ivar, hay todavía una pequeña cosa que puedo hacer por ti, si te puede servir de ayuda. Por la noche, después de cenar, quiero que te entretengas conmigo para hablarme de tu amor a esa mujer. Tómate el tiempo que quieras. Yo estaré aquí escuchándote». Ivar aceptó con gratitud la sugerencia.

Comenzó a contar todas las noches, después de la cena, la historia de su amor y, al mismo tiempo, sintió renacer dentro de sí la alegría y el deseo de cantar. Y volvió a ser el poeta y el cantor que todos conocían.

Al año siguiente conoció a una joven de Noruega de la que se enamoró y con la que se casó.

Cuestiones para la reflexión y el trabajo en grupo

- A la luz del cuento precedente, constatar cómo en diferentes ocasiones seguimos la misma dinámica del rey:

tendencia a investigar, a tranquilizar, a dar soluciones... y quizá también, a veces, a escuchar. Confrontarse personalmente con el cuento.

Entrevista

La mujer de Manuel toca el timbre

Manuel sufre desde hace años una hepatopatía crónica que lo obliga a ingresar con frecuencia en la planta. Durante el último ingreso antes de su muerte, permanece en estado muy grave, muy deteriorado físicamente y con momentos de gran agitación. Su esposa, Emilia, lo acompaña casi constantemente. Durante una guardia, a media noche, ella toca el timbre de su habitación. Acudo. El diálogo con la mujer se produce en voz baja y distante de la cama del paciente.

A.1 ¡Hola! ¿Han llamado?

B.1 Sí, he sido yo. ¿No podrías llamar al médico? Está muy mal (*mirando a su marido*). No para quieto ni un momento; respira peor.

A.2 Has hablado con el médico hace un par de horas, ¿no?

B.2 Sí, ya me ha dicho que no hay nada que hacer, pero... alguna pastilla para que no sufra...

A.3 Creo que el médico te habrá dicho que no le podemos dar más dosis de tranquilizantes, dada su enfermedad.

B.3 (*Llorando*) Sí, pero dejarle morir así no es humano... No lo es...

A.4 (*Poniéndole una mano en el hombro*) ¿Tienes la sensación de estar dejando morir a Manuel?

B.4 Lo peor es no poder hacer nada. ¡Tanto tiempo sufriendo! Él no se lo merece. Con lo que ha sido él...

A.5 Debe ser muy duro estar pasando todo esto, mantener el tipo frente a él y ante tu familia...

B.5 Tenemos unos hijos estupendos. Ellos son jóvenes, tienen su vida. Lo están pasando fatal. El pequeño sobre todo... El resto de la familia..., ya se sabe..., solo de visita... ¡No saben lo que es esto!

A.6 Tanto tú como tus hijos estáis acompañando a Manuel muy bien, por duro que sea. ¡Eso no es poco!

B.6 ¡Todo te parece poco! (*Manuel murmura con dificultad y su esposa se coloca a su cabecera intentando entender inútilmente lo que quiere decir. Parece ser solo una reacción impulsiva*).

A.7 Volveré luego.

B.7 Perdona, y gracias por escucharme.

A.8 No hay de qué.

Cuestiones para la reflexión y el trabajo en grupo

- En esta conversación hemos constatado el efecto positivo de una breve conversación con una persona que sufre y cómo la escucha efectivamente satisface necesidades concretas, aunque la demanda inicial sea diferente. Comentar este aspecto.
- En el ejercicio de la profesión de ayuda, encontramos algunas personas que manejan con dificultad la necesidad de decir que no a ciertas demandas iniciales y reaccionan con sequedad o agresividad, mientras que una sencilla escucha podría salir al paso de las verdaderas necesidades de quien solicita la presencia de enfermería. Identificar los elementos en juego en este tipo de situaciones.

Entrevista

Carmen en observación de Urgencias

Carmen es una paciente de 58 años a la que, tras haber estado ingresada varias veces, al final se le diagnosticó un carcinoma de ovario y fue intervenida hace un par de meses, sin poder hacerse nada en la intervención por presentar metástasis. Esta noche acude al servicio de Urgencias a causa de una oclusión intestinal y queda ingresada en el área de observación. En el servicio está una de las profesionales de la salud que la atendió anteriormente.

A.1 Buenas noches, Carmen, ¿otra vez por aquí?

B.1 (*Con lágrimas en los ojos*). Estoy muy mal, Juani. Ya no tengo fuerzas para nada. No tengo dónde agarrarme... (*En este momento entra su hijo en la habitación*).

A.2 Pues mire quién entra por ahí. ¡Es un buen gancho para agarrarse!

B.2 Desde luego. Por ellos estoy luchando. No quiero perderlos, pero esto se acaba, y además al no comer no podré soportar la próxima quimioterapia. A veces, aparecen cosas en la vida que no estaban en tus planes y... (*Caen unas lágrimas por sus mejillas*).

A.3 No se lo esperaba... Me hago cargo de que será duro... (*Cogiéndole la mano*).

B.3 Gracias, Juani, pero pienso en mañana y... (*Breve silencio*).

A.4 Tiene miedo...

B.4 Sí, tengo miedo de perder a mis hijos, a mi marido... Tengo miedo a morirme... La vida se me ha hecho muy corta. (*Se produce un silencio prolongado que consigo mantener con esfuerzo*).

A.5 Le resulta duro pensar que su vida se pueda acabar teniendo cosas aún por hacer, ¿verdad?

B.5 Sí. Esta idea es insoportable.

A.6 ¡Quizá lo importante ahora sea vivir el presente, ¿no cree?

B.6 Sí, hay que vivir el presente, que es lo que realmente tengo, y no puedo desperdiciarlo. (*Sonríe*).

A.7 Se siente un poco mejor ahora, ¿verdad?

B.7 Sí, mucho mejor.

A.8 Carmen, ahora tengo que irme, pero iré pasando a lo largo de la noche.

B.8 Gracias, Juani, eres muy buena.

Cuestiones para la reflexión y el trabajo en grupo

- A primera vista pudiera parecer que en Urgencias de un hospital no hay tiempo para la escucha, pero en realidad la profesional, mientras realiza su trabajo, puede mantener una conversación de este tipo. Reflexionar sobre el valor de la escucha y el efecto sobre la paciente.
- Pudiera objetarse quizá que escuchar es un «lujo» ante la cantidad de demandas para satisfacer las necesidades básicas de los pacientes. Sin embargo, es bien sabido que las demandas y las reacciones de los pacientes están en estrecha relación con el mundo de los sentimientos, no solo de las necesidades fisiológicas. Reflexionar sobre en qué circunstancias se tiene experiencia de que atender al mundo de los sentimientos «ahorra tiempo» al profesional, además de satisfacer la necesidad del paciente de ser escuchado.

Entrevista

«¿Qué hora es?»

Esta conversación tiene lugar con un anciano de 82 años al cual le ha dado un ictus y le ha dejado como secuela una hemiplejia que lo obliga a permanecer en una silla de ruedas, y que tiene dificultad al hablar. Está ingresado en una residencia de ancianos.

A.1 ¿Qué hora es?

B.1 ¿Otra vez? Las 7.15. Me ha preguntado diez veces la hora en quince minutos. ¿Tiene prisa por algo? ¿Está esperando a alguien?

A.2 Eso mismo, a alguien... Hace catorce días que no viene nadie a verme y todos los días espero que por fin... Pero las horas que son ya...

B.2 ¿Tiene hijos?

A.3 Tres hijos, tres nueras y siete nietos, pero a ellos no les espero hoy, porque es un día normal.

B.3 Y eso ¿qué tiene que ver?

A.4 Solo vienen en Navidad, el día de mi cumpleaños y nada más, y hoy no es ninguna fiesta especial; no, a ellos ya no les espero... Pero tengo amigos, vecinos, que vienen de vez en cuando. Bueno, venían antes de darme esto.

B.4 ¿Qué tiene que ver? Usted ahora es el mismo. Lo único es que está en una silla de ruedas y habla un poco peor, pero nada más...

A.5 Pues precisamente por eso, cada vez me siento más solo. ¿Quién va a querer pasar un rato con un viejo que no vale para nada?

B.5 ¡No piense esas cosas! Además, aquí le queremos todos. ¿Qué más quiere?

A.6 Me gustaría que mis hijos se acordaran de su padre, que me llamaran, que vinieran a verme y que mis nietos supieran que tienen un abuelo, porque creo que ni lo saben...

B.6 Ande, ande... No hable así. Seguro que tienen cosas que hacer. Estarán ocupados y por eso no vienen. Además, esto está muy lejos.

A.7 No quiero seguir pensándolo, porque me pone triste. ¿Qué hora es?

B.7 Las 7.20.

A.8 Ya no espero a nadie. ¿Cuánto falta para acostarnos?

B.8 No se preocupe tanto del tiempo, hombre. No por eso va a pasar más deprisa. Vamos al comedor, que va a ser la hora de cenar. Y a ver si mañana está más alegre, que bastantes penas tenemos ya...

Cuestiones para la reflexión y el trabajo en grupo

- En esta conversación percibimos la dificultad del profesional para escuchar la preocupación del residente. Plantarse esta pregunta: ¿dónde residirá la dificultad concretamente?, ¿de qué naturaleza será?
- Las respuestas del ayudante en la conversación son huidizas y convencionales, sin acoger la preocupación. Se podría pensar que es una preocupación de poca importancia, propia de un anciano. Pararse un poco a valorar el significado que lo que dice pueda tener para el anciano señor y cómo nos sentiríamos nosotros si, en su lugar, recibiéramos estas respuestas, o cómo nos hemos sentido cuando necesitábamos ser comprendidos y no nos han escuchado realmente.

Hoja de trabajo

Manejo de la escasez de tiempo en la relación de ayuda[5]

Emprender un proceso de relación de ayuda presenta múltiples dificultades. La más inmediata a la que hacen referencia a menudo la mayoría de los profesionales sanitarios es, sin lugar a dudas, la falta de tiempo. Hay muchos pacientes a los que atender, muchas cosas que hacer, muchos cuidados que administrar, muchos tratamientos que poner...

Todo esto nos obliga a trabajar dentro de un ritmo estructurado y rígido, en el que no nos queda tiempo para casi nada, y mucho menos para escuchar.

Si además tenemos en cuenta lo que presumiblemente vamos a escuchar –sufrimiento, enfermedad, dolor, miedo a la muerte, conflictos emocionales...– aún se hace más difícil encontrar momentos en los que la disponibilidad para la comunicación sea buena, de calidad y eficaz.

En efecto, es importante la cantidad de tiempo, pero aún más la actitud ante este. Más que la cantidad de tiempo importa el uso que hacemos de él. Es probable que detrás de la expresión «no tengo tiempo» haya, en ocasiones, otros muchos elementos que justificamos con la falta de horas de reloj. Afrontar en la relación con el paciente temas que tienen que ver con el sufrimiento, la muerte... nos hace tomar conciencia de nuestros miedos y nos lleva a aprender rápidamente modos de negarlos y evitarlos. Nos da miedo quedarnos sin argumentos ni respuestas ante situaciones de crisis.

---

5. Los presentes contenidos son síntesis del tema tratado por R. CARABIAS, «El factor tiempo, ¿obstáculo para la relación de ayuda?», en J. C. Bermejo (ed.), *Humanizar la salud: Humanización y relación de ayuda en enfermería*, San Pablo, Madrid 1997, 154-160.

Algunas pistas para el manejo de la escasez de tiempo

1. Hablar con claridad

Cuando efectivamente no podemos pararnos a escuchar (la batea está llena de inyectables, y la planta, de otros tantos pacientes que los esperan) podemos aclarar que no tenemos tiempo o no es el momento oportuno.

La primera pista para manejar esta situación es empezar por hablar con claridad del poco tiempo del que disponemos, demostrando que hemos captado una necesidad de comunicación e invitando al otro a retrasar nuestro encuentro si prevemos que esto será posible. Si podemos concretar ya ese momento, mucho mejor.

2. Poner límites a nuestro tiempo

Aun en el caso de que podamos continuar la conversación en otro momento, nuestro tiempo no es ilimitado. Por eso, sería bueno fijar con antelación el tiempo del que disponemos para la entrevista, dejando abierta la posibilidad, si se desea y se prevé factible, de continuar en otro momento con la conversación. Esto nos permite manejar nuestra disponibilidad, ya que, si sobrepasamos el límite del tiempo que tenemos, corremos el riesgo de que nuestra atención se centre en otras tareas pendientes y no estemos en lo que aparentemente estamos.

3. Respetar ritmos

No debemos acelerar el proceso de relación de ayuda a la vista del poco tiempo de que disponemos. Aunque hayamos identificado claramente la necesidad del paciente, no debemos apresurarnos ni anticiparnos. Debemos respetar el ritmo establecido por la persona a la que pretendemos ayudar.

4. Trabajo en equipo

Los profesionales de la salud no trabajamos solos. Por eso es necesario plantear la posibilidad de que otras personas del equipo utilicen también su tiempo para la conversación con las personas que nosotros hemos descubierto que necesitan dialogar.

El trabajo en equipo comporta saber implicar a los compañeros en la relación de ayuda a las personas que lo necesitan y a las que no sabemos llegar nosotros. Habrá circunstancias, pues, en las que lo mejor que se puede hacer es que el profesional de la salud diga: «En este momento yo no puedo atenderle, pero podemos pensar juntos en alguien que le acompañe y hable con usted de este tema que le preocupa».

5. Aprovechar los distintos momentos de presencia

Hay encuentros con los pacientes que son únicos porque no volveremos a vernos, y esto nos exige una intervención rápida, hábil y eficaz en muy poco tiempo. Tal ocurre en una sala de urgencias, en un quirófano...

Otras veces los encuentros son muchos, breves y discontinuos. Saber aprovechar los distintos momentos de presencia, aunque breves, para manifestar atención y escucha, a la vez que prestamos cuidados físicos o terapéuticos, es una magnífica ocasión para compensar la escasez de tiempo. Se trata de convertir el «instante» en *kairós*, es decir, en oportunidad importante para aprovecharla con intensidad.

6. Uso de la comunicación no verbal

En los momentos en que es evidente la falta de tiempo, nos puede ser de gran utilidad el uso del lenguaje no verbal. Una simple mirada, una sonrisa a tiempo, un apretón de manos, pueden ayudarnos a comunicar sin palabras nuestro interés y nuestra comprensión real de lo que la otra persona está viviendo, a pesar de la falta de tiempo para acompañarla detenidamente entablando una conversación.

En poco tiempo puede hacerse mucho; al igual que en mucho tiempo puede no decirse nada.

Ejercicios

- Formar parejas en el grupo y dedicar cinco minutos a escucharse uno a otro. En cada pareja uno habla y otro escucha: solo escucha, no interviene, sino que presta toda la atención al significado de lo que el otro vive y comunica mientras habla. Para ello, pone especial atención a la postura física, al modo de usar la mirada, a los gestos faciales mientras escucha, e intenta vaciar su mente para centrarla en el mundo de lo que el otro dice. Se puede invitar a quien comunica a hablar de sí mismo o de alguna dificultad personal, o fijar un tema sobre el que expresar la opinión propia. Al terminar, el que ha escuchado anota en una hoja algunas palabras clave de lo que ha comprendido (no solo de lo que se ha dicho), así como los sentimientos que ha percibido, los significados y los recursos con que parece contar el que ha hablado; y luego se las comunica a quien hablaba para confrontar si este se ha sentido escuchado o no y por qué. Puede repetirse intercambiando los roles.
- Para escuchar activamente existen numerosos obstáculos. Entre ellos, el obstáculo de la ansiedad, el de la superficialidad, el de la pasividad, el de la impaciencia, el de la tendencia a juzgar y el de la tendencia a predicar. Reflexionar sobre cuál es el obstáculo vivido personalmente con mayor intensidad y qué es lo que se cree que se debe y puede hacer para afrontarlo.

4

La respuesta en el diálogo de relación de ayuda: la respuesta empática

◆

Testimonio

Mi aprendizaje en relación de ayuda[1]

En 1971, cuando aún no había cumplido los dieciocho años, se produjo mi encuentro con el mundo hospitalario. Las que guiaron mis primeros pasos fueron profesionales de la salud que practicaban la ciencia, pero lo cierto es que, movido por ellas, me fui enamorando de esta profesión. Desde entonces intenté imitarlas y poco a poco fui adquiriendo experiencia y soltura, tanto en las técnicas como en el trato con los pacientes, a los que siempre estaba dispuesto a ayudar y dar ánimos con algunas palmaditas en la espalda o bien con frases como: «no se preocupe, ya verá que pronto pasará todo»; «no llore, mujer, dentro de poco estará en su casa»; «no tiene que tener miedo»; «no se ponga nervioso, que esto no es nada»; «ya verá cómo dentro de unos días ni se acuerda de esto».

---

1. Fragmentos del testimonio de José Luis Jurado, enfermero, extraído de J. L. JURADO, «Relación de ayuda y experiencia de crecimiento personal del profesional de enfermería», en J. C. Bermejo, *Humanizar la salud: Humanización y relación de ayuda en enfermería*, San Pablo, Madrid 1997, 174-178.

Todo era la mar de sencillo y los pacientes parecían estar contentos con el trato que recibían por mi parte. Incluso, de vez en cuando, me obsequiaban con algún que otro regalo, lo que producía en mí la sensación de que lo estaba haciendo bien.

Un día, estando trabajando en mi quirófano, una mujer de unos treinta años que iba a ser intervenida de bocio, en el momento de hacer los preparativos de la anestesia comentó que tenía mucho miedo. Con lágrimas en los ojos, al tiempo que me apretaba la mano, me decía que tenía tres hijos que la necesitaban mucho, y antes de que la anestesia le hiciera efecto dijo que creía que se iba a morir en la intervención.

Le dije que se tranquilizara y no tuviera miedo, que no se preocupara, puesto que la intervención que le iban a practicar era bastante sencilla, que todas las operaciones que se hacían salían muy bien, que era una tontería pensar que se iba a morir y que pronto iba a estar en su casa con sus hijos. La verdad es que todo esto lo decía con la mejor intención y con un gran cariño y respeto; pero en realidad, sin yo saberlo, estaba negando todos esos sentimientos que tenían para mí una connotación negativa.

Lo cierto es que al comenzar la intervención los miedos de la mujer se hicieron realidad, y a los pocos minutos moría en la mesa de operaciones. Este hecho me produjo sentimientos de pena, rabia e impotencia, pero, por otro lado, me escudaba, pensando que al fin y al cabo en toda intervención quirúrgica existe algo de riesgo, y que además mi actuación con la paciente había sido correcta, con lo que negaba mis propios sentimientos. (...)

Recuerdo que una vez, en clase de Relación de Ayuda, Lucía, una alumna, preguntaba cuáles debían ser nuestras respuestas ante los pacientes terminales. Me alegré de que hiciera esa pregunta, pues yo, a pesar de mis años de experiencia, tenía las mismas dudas que ella. La respuesta, lógicamente, fue: «No hay recetas para responder en estas situaciones». Lucía mostró un gesto de enfado que yo secretamente compartí.

Desde el momento en que asistí a mi primer curso sobre la relación de ayuda y tuve la oportunidad de realizar las prácticas, me di cuenta de mi incompetencia en el trato relacional con los pacientes y de que la buena voluntad y el cariño eran insuficientes si no se acompañaban de un alto grado de formación. (...)

Empecé a reflexionar sobre los encuentros que tenía con los pacientes, analizando cómo eran las actitudes y conversaciones que mantenía con ellos o con sus familiares, llegando en ocasiones a escribir el diálogo establecido, lo que me permitía detectar errores y adquirir destreza en el arte de la comunicación para próximos encuentros.

Otras actividades fueron consultar con detenimiento la bibliografía que sobre el tema conseguía y asistir a cursos de relación de ayuda.

Han pasado seis años desde aquel primer curso, y si bien en un principio los obstáculos fueron grandes, en este momento puedo decir que, ante situaciones de especial dificultad y de sufrimiento, por lo menos, he conseguido no sentirme incómodo cuando las personas me hacen partícipe de sus sentimientos. Me siento sereno al escuchar los silencios prolongados en los que sobran las palabras. Ahora entro nuevamente con alegría y sin miedo en las habitaciones de los pacientes. Ellos me han hecho saber que incluso en situaciones dramáticas y terminales existen momentos de alegría y felicidad para poder compartir.

Actualmente mi objetivo ya no es «ayudar al enfermo a morir con dignidad», sino «ayudar al enfermo a vivir los últimos momentos con dignidad», pues en alguna parte he aprendido que la vida, más que alargarla, quizá habría que ensancharla.

Sigo encontrándome con dificultades y obstáculos para acompañar a los demás en su sufrimiento, pero estoy seguro de que ahora mis actitudes y respuestas no son las mismas y de que los sentimientos de los demás no me pasan desapercibidos ni me asustan, lo que me permite acercarme a ellos intentando ser yo mismo, sin escudos ni máscaras.

Para mi vida la relación de ayuda ha significado un profundo cambio en mi forma de pensar, de actuar y de ser. Ahora descubro y vivo con más intensidad mis propios sentimientos e incluso los comparto con más frecuencia que antes, pero también sé que el camino solo acaba de comenzar y que además este no termina nunca.

Ejercicio

Identificación de la respuesta espontánea

El siguiente ejercicio tiene por objetivo ayudar a identificar el propio estilo de respuesta espontánea. Diversos autores han clasificado los modos de responder a una persona que pide ayuda en seis tipos de respuesta. En el fondo, más allá de la mera clasificación de las respuestas espontáneas, lo que interesa es detectar la tendencia de cada uno en el diálogo de relación de ayuda, tendencia que se refleja también en el modo de responder cuando el otro nos comunica algo en torno a su situación de sufrimiento.

El método para hacer dicho ejercicio es el siguiente:

1. Todos los componentes de un grupo que desee hacer el ejercicio han de poseer copia de las seis posibles respuestas a cada caso y las tablas finales. No es necesario –ni conveniente– que ellos mismos lean los casos.

2. El animador del grupo va leyendo caso por caso describiéndolo e invitando a los participantes a imaginar que la frase leída es dirigida a uno mismo.
3. Quienes hacen el ejercicio leen velozmente (cada uno a su ritmo), las seis posibles respuestas a cada caso y marcan con un círculo aquella que más se acerca a la que creen que habrían utilizado espontáneamente. Es conveniente aclarar que tal vez ninguna de las que se ofrecen es la que ellos habrían utilizado, pero siempre hay una que se acerca más, por el contenido o por la forma, al modo en que habrían respondido. Invitar a marcar un círculo para cada caso, siempre y solo uno. Exhortar a no elegir la respuesta que parece mejor, sino la que más se acerca a la que se habría utilizado espontáneamente.
4. Al terminar los casos, invitar a rellenar las tablas finales tal y como se indica.
5. Rellenadas las tablas, sumar en dirección horizontal el número de círculos correspondiente a cada letra (de la *A* a la *F*) y anotarlo en el lugar correspondiente. La letra que mayor puntuación haya obtenido refleja el propio estilo dominante de respuesta espontánea.
6. Leer el breve comentario sobre cada uno de los estilos. Invitar a confrontarse con los límites que dichos estilos presentan.

Casos (para el animador)

Caso 1

Mujer de 34 años. Va a ser intervenida de un cáncer de mama.

«Me han dicho que el jueves que viene me operarán. Quiero que todo pase pronto, aunque temo no querer mirarme luego al espejo».

Caso 2

Mujer de 32 años, casada y con dos hijos. Lleva ingresada más de dos meses sin saber nada de su diagnóstico.

«Esto está siendo muy largo. Nadie me dice nada, pero yo sé que no tengo nada bueno».

Caso 3

Hombre de 35 años, enfermo de sida. Este es su cuarto ingreso en dos meses.

«No sé para qué me pones esos sueros. No me sirven de nada. Cada vez tengo que venir antes».

Caso 4

Mujer de 50 años. Tiene a su madre enferma en casa. Lleva dos meses ingresada con un diagnóstico incierto.

«Aquí no me hacen más que pruebas y pruebas. Tengo que ir a mi casa porque mi madre no puede estar sola».

Caso 5

Una joven de 25 años. Accidente de tráfico. Sufre una fractura vertebral que le ha insensibilizado parte de la pierna izquierda.

«Dígame, ¿me voy a quedar paralítica? La gente dice que íbamos bebidos, pero eso no es verdad. No tuvimos la culpa. Quiero volver a caminar».

Caso 6

Mujer de 70 años. Viuda. Ha sufrido una caída con fractura de cadera. No tiene ninguna visita.

«Quédese un rato conmigo. Mis hijos son unos desagradecidos. Les hemos dado todo y ellos no vienen a verme».

Caso 7

Mujer de 50 años. Tiene a su hijo de 25 años ingresado en Oncología.

«Mi hijo se pondrá bien, ¿verdad? Es mi único hijo y es lo que más quiero en este mundo».

Caso 8

Hombre de 60 años, ingresado en el servicio de Cardiología tras sufrir un segundo infarto.

«Dicen que no hay dos sin tres, pero yo no quiero morirme. Ustedes deben estar acostumbrados, pero para mí es el segundo aviso».

Caso 9

Hombre de 55 años, casado, con cinco hijos; le han diagnosticado un cáncer de estómago.

«En casa el único que trabaja soy yo. Mi mujer se ocupa de los hijos. Este año hacíamos las bodas de plata».

Caso 10

Joven de 33 años, ingresado en Oncología. Padece leucemia y es seropositivo. Tras una gran mejoría después de una serie de lesiones vuelve a recaer.

«Los médicos han experimentado conmigo y ahora soy yo quien la pago. Si me hubieran puesto desde el principio el tratamiento americano de ahora todo habría ido mucho mejor».

Respuestas

– Marcar con un círculo una respuesta en cada caso, la que más se parezca a la que se habría utilizado espontáneamente. Marcar *siempre una y solo una.*

Caso 1

1. Tú descansa. Estás en muy buenas manos, confía en los médicos. Haz lo que ellos digan y nadie notará nada después.
2. Te preocupa tu aspecto porque das más importancia a lo que los demás puedan pensar, pero eso no es lo más importante.
3. ¿El cirujano ya te ha explicado en qué consiste la intervención y las posibilidades que hay para mantener un buen aspecto?
4. Te preocupa cuál será tu aspecto después de la operación y cómo te verán los demás.
5. No tengas miedo, María. El tiempo te va a ayudar a hacer las paces con tu nuevo aspecto.
6. Te preocupas más de tu aspecto que de tu salud y eso no te conviene en este momento. Sé valiente.

Caso 2

1. No te dejes abatir por el desánimo, Julia. Si las pruebas y análisis son largos es porque se hacen las cosas bien. Pronto estarás en casa y bien tranquila.
2. Crees que después de dos meses ya deben saber algo sobre lo que te pasa y no te lo dicen.
3. Lo que tienes que hacer es preguntarle al médico y verás como enseguida aclara tus dudas.
4. No tienes que pensar cosas que el médico no te ha dicho. Te informarán en su momento; no te impacientes tanto.
5. La falta de información te hace sentirte más insegura a medida que pasa el tiempo.
6. ¿Ya les has preguntado a los médicos si tienen los resultados sobre lo que te pasa?

Caso 3

1. ¡Venga, anímate, hombre! ¿Dónde está el valor que has demostrado siempre? Estos sueros son cada día mejores.
2. No exageres... Vamos a ver: ¿cuándo fue la última vez que viniste?
3. Tienes la sensación de que no sirve de nada el tratamiento. ¿Es eso?
4. Tú confía en cómo van mejorando los tratamientos y no te angusties por tener que ingresar de vez en cuando.
5. Crees que estamos haciendo cosas inútiles contigo.
6. Los sueros sirven de mucho, aunque tú no lo creas. Te estás desanimando demasiado y confiando poco en nosotros.

Caso 4

1. Sientes impaciencia por volver a casa al pensar que tu madre te necesita y crees que tu ingreso va para largo, ¿no?
2. ¿No has encontrado a nadie que te pueda ayudar a cuidar a tu madre en casa?
3. Ahora debes preocuparte por ti misma y no desconfiar de quienes pretenden ayudarte.
4. Confía en que tu madre estará bien atendida e irá mejorando poco a poco; ya verás como pronto estarás con ella.
5. No crees necesario hacer tantas pruebas.
6. Sería conveniente buscar a alguien de los servicios sociales que se ocupara de tu madre mientras estás ingresada.

Caso 5

1. Sientes vergüenza porque te preocupa lo que piensan los demás.
2. ¿No recuerdas ningún testigo que pueda manifestar si habías bebido o no?
3. ¡Anímate! Esto es lento y costoso, pero siempre termina como un simple mal recuerdo.
4. Estás preocupada por cómo quedarás y por lo que dicen del accidente, ¿verdad?
5. Las imprudencias al volante pueden llegar a ser muy serias.
6. Pienso que sería bueno que, mientras estás aquí, alguien se ocupara de todo el papeleo para que se aclarara el accidente y así pudieras estar tranquila.

Caso 6

1. No debes pensar así de tus hijos. Seguro que tienen que trabajar y atender sus cosas.
2. Podrías entretenerte haciendo ganchillo, que tanto te gusta; y otros ratos charlando en la tertulia que hacen las vecinas de tu planta.
3. Mujer, seguro que tus hijos tea quieren como siempre y vendrán a verte. Ya sabes lo que cuesta ganarse la vida, ¡hay que emplear tanto tiempo!
4. Crees que tus hijos ya no se interesan por ti y no vienen porque no quieren.
5. Te sientes injustamente tratada por tus hijos y eso te produce tristeza sumada a la soledad...
6. ¿Ya has hablado con alguno de tus hijos para decirle cómo te sientes?

Caso 7

1. Te vendría bien hablar más con tu marido de esta situación. Los problemas compartidos son menos problemas.
2. Al ser tu único hijo, no te planteas otra cosa más que su mejoría.
3. Las madres son capaces de todo por sus hijos. Debes cuidarlo lo mejor que puedas.
4. ¿Cuántas sesiones de quimioterapia le han dado?
5. Temes que tu hijo no salga adelante y esto debe resultar muy duro, ¿no es así?
6. La esperanza es lo último que se pierde, mujer. Ya sabes que frente a estas enfermedades se ha avanzado mucho.

Caso 8

1. Vives este segundo aviso con miedo a morirte. ¿Qué es lo que te preocupa?
2. Tienes que cuidarte, llevar una dieta y cumplir el tratamiento que te prescriba el doctor. Ya verás como esto ayudará a que no se vuelva a repetir.
3. Crees que no serás capaz de seguir las indicaciones que te demos para prevenir un nuevo infarto.
4. ¿Cómo puedes pensar algo así? Estás en un hospital rodeado de buenos profesionales las veinticuatro horas del día.
5. ¿Tienes en cuenta y cumples lo que los médicos te han dicho?
6. No tienes por qué sufrir un tercero. Con la medicación lo tienes bien controlado.

Caso 9

1. No te angusties dándole vueltas a todo eso. Cuando alguien enferma en la familia, siempre se encuentran nuevas energías.
2. Crees poco en las posibilidades de tu mujer.
3. Si te preocupa tu trabajo, deberías hablar con tu mujer. Seguro que entre los dos encontráis una solución.
4. Estás preocupado por lo que será de tu familia si tú faltas, ¿verdad?
5. ¿No hay en tu familia alguien que se pueda poner a trabajar?
6. Está bien que tú seas el hombre de la casa. Es bueno para los chicos tener un punto de referencia.

Caso 10

1. ¿Te han explicado la diferencia entre los tratamientos posibles para tu caso?
2. Estás enfadado porque crees que había otras posibilidades que te habrían ido mejor que esta.
3. Has empezado a desconfiar de los tratamientos y de los médicos y eso te hace mucho daño.
4. El mismo tratamiento que tienes tú lo tienen muchos y está dando buenos resultados. Tú tranquilo, que la calma ayuda mucho.
5. Lo que tienes que hacer es confiar en el tratamiento y colaborar para que todo salga lo mejor posible.
6. Crees que te han utilizado y no se han preocupado de tu mejoría.

– Escribir a continuación en cada cuadro el número de la respuesta marcada con un círculo.

Caso 1	Caso 2	Caso 3	Caso 4	Caso 5	Caso 6	Caso 7	Caso 8	Caso 9	Caso 10

– Marcar con un círculo en la tabla siguiente cada número escrito en la tabla anterior.

	Caso 1	Caso 2	Caso 3	Caso 4	Caso 5	Caso 6	Caso 7	Caso 8	Caso 9	Caso 10
A	6	4	6	3	5	1	3	4	6	3
B	2	2	5	5	1	4	2	3	2	6
C	5	1	1	4	3	3	6	6	1	4
D	3	6	2	2	2	6	4	5	5	1
E	1	3	4	6	6	2	1	2	3	5
F	4	5	3	1	4	5	5	1	4	2

– Sumar el número de círculos de cada fila y anotar la puntuación a continuación.

Clave

	Puntuación	Tipo de respuesta
– Respuesta A:		
– Respuesta B:		
– Respuesta C:		
– Respuesta D:		
– Respuesta E:		
– Respuesta F:		

– Leer el breve comentario a los diferentes tipos de respuesta espontánea.

A. Respuesta de valoración o juicio moral. Consiste en expresar la propia opinión en cuanto al mérito, la utilidad o la moralidad de cuanto el ayudado comunica.

De forma más o menos directiva, el agente indica al ayudado cómo debería comportarse. El agente relaciona, pues, la situación expuesta con valores morales considerados válidos para él mismo. Este tipo de respuesta puede hacer sentirse al otro en desigualdad moral, en inferioridad, y producir sentimientos de inhibición, culpa, rebelión, disimulo o angustia.

B. *Respuesta interpretativa.* Al usarla, el ayudante pone el acento en un aspecto del conjunto de los mensajes recibidos y lo interpreta a partir de la teoría propia, indicando cómo debería ser considerado dicho aspecto. Este tipo de respuesta produce la sensación de haber sido mal entendido y puede provocar desinterés, irritación o resistencia al ver que la experiencia es leída con criterios distintos de los propios.

C. *Respuesta de apoyo-consuelo.* El ayudante intenta animar haciendo alusión a una experiencia común o minimizando la importancia de la situación, invitando a desdramatizar. Es una actitud maternalista o paternalista que favorece en el ayudado la regresión y la dependencia o bien el rechazo al ser tratado con piedad. Tiende a minimizar su reacción presentándola como desproporcionada al problema o injustificada. Se intenta animar, pero todo se queda en una solidaridad emocional o en palabras optimistas pronunciadas sin demasiada convicción.

D. *Respuesta de investigación.* Con este tipo de respuesta el ayudante tiende a hacer preguntas para obtener más datos y profundizar en la situación expuesta por el ayudado. Si bien este tipo de intervenciones es necesario, siempre que las preguntas sean abiertas[2], si el diálogo está hecho de preguntas se convierte en un interrogatorio más que en una conversación de relación de ayuda.

E. *Respuesta de tipo «solución del problema».* Consiste en proponer al otro una idea o resolución para salir inmediatamente de la situación, indicándole el método, el camino, dándole consejos de carácter definitivo que pondrían fin a su problema y, quizá, también a la conversación. Muchas veces, pues, no es una solución responsable del sujeto y, por tanto, no lo satisface, o bien le crea una especie de obligación de adoptarla.

F. *Respuesta empática.* La actitud de comprensión empática se concreta inicialmente mediante la escucha activa. Se comunica también mediante la reformulación de cuanto el ayudante ha comprendido de lo que el otro está viviendo y comunica para verificar que ha sido recibido y entendido bien. Esto tiene importancia especialmente cuando lo que nos comunica el otro es su experiencia interior, sus sentimientos. La respuesta de tipo empático es, probablemente, la menos natural y la menos espontánea de las respuestas indicadas. Al que no tiene experiencia, le puede parecer inútil o perjudicial o inadecuada para continuar el diálogo. Pero, analizándolo bien, la respuesta empática es el resultado de un proceso activo

2. Costantino Iandolo insiste en la necesidad de evitar hacer preguntas cuya respuesta sea cerrada, es decir, un sí o un no. Propone, por el contrario, hacer preguntas abiertas, cuya respuesta no venga dada ya por la pregunta. Esto es más importante aún cuando se refiere al estado de ánimo. C. IANDOLO, *L'assistenza psicologica al malato*, Luigi Pozzi, Roma 1986, 66.

> que requiere una gran atención. Supone concentrarse intensamente en el ayudado, en lo que dice y en lo que no dice, poniéndose en su lugar para ver las cosas desde su punto de vista.

Naturalmente, *la necesidad de educarse en el arte de usar respuestas empáticas no tiene como objetivo último no hacer un prudente y adecuado uso de las demás respuestas. Lo importante en la relación de ayuda con la persona que sufre no es hacer uso únicamente de un tipo de respuestas, sino aumentar el número de respuestas empáticas*, porque de este modo se comunica comprensión de manera más eficaz y se acompaña al ayudado en una actitud de acogida incondicional que le permite profundizar en su situación y tomar posesión de ella, haciéndose consciente de su naturaleza como persona que vive una situación muy particular[3].

Entrevista

Una operación de colostomía

Miguel tiene 32 años. Actualmente está en paro y casado hace apenas tres años. Tiene una niña de año y medio. Ha sido operado ayer de un cáncer de colon, procediéndose a hacerle una colostomía definitiva.

Miguel desconocía lo que tenía y solo tras la intervención pudo darse cuenta de lo que le ocurría realmente. Junto a él está su esposa, que suspira y se lamenta con frecuencia.

Me dirijo a su habitación con el objetivo de ver cómo se encontraba. Previamente me ha dicho mi compañera lo que

3. Un ejemplo para cada uno de los tipos de respuesta y una ampliación del significado de la respuesta empática se encuentran en J. C. BERMEJO, *Apuntes de relación de ayuda*, Sal Terrae, Madrid 2022.

había ocurrido el día anterior. Mi cuerpo temblaba al entrar porque mi relación con él había consistido en compartir momentos chistosos y alegres durante su ingreso. Tras golpear la puerta, entro en la habitación y observo a Miguel tumbado en la cama, muy serio. Él me mira con ojos que parecen pedir auxilio. Su mujer, sentada en el sillón y con lágrimas en los ojos, parecería estar reprimiendo unos intensos deseos de llorar. Miguel está cubierto con la sábana y parece tener frío. Me acerco a él.

A.1 ¡Buenas tardes! ¿Qué tal estás, Miguel?

B.1 Bien. (*Pausa*).

A.2 (*Me dirijo a subir la persiana mientras le pregunto*): ¿Tienes frío?

B.2 Sí, tengo mucho frío, pero ¡qué más da!

A.3 ¿Quieres que te traiga una manta?

B.3 No. Y, además, te agradecería que volvieses a bajar la persiana, porque no me apetece en absoluto ver lo que me espera ahí fuera.

A.4 ¿Por qué dices eso, Miguel?

B.4 ¿Que por qué digo eso? ¿Has visto lo que me han hecho?

A.5 Sí, la compañera me lo ha contado todo. La verdad es que has tenido mala suerte, pero siempre debes mirar la parte positiva de las cosas. Si ya te han quitado todo lo malo, ahora ya estás a salvo. Solo tienes que acostumbrarte a vivir con tu colostomía, Miguel. (*Lo miro fijamente*).

B.5 Sí, claro, ¡qué fácil es para ti decir eso...! ¿Te has imaginado alguna vez estar en mi situación?

A.6 No. La verdad es que no. Pero sí que he visto a gente como tú que ha logrado salir adelante y enfrentarse a su situación. Yo sé que al principio te resultará difícil y que todo lo ves imposible, pero la verdad es que todo pasa. Con el tiempo todo se cura.

B.6 ¿De veras piensas eso? (*Clava su mirada en mí*). ¡Dios mío! ¿Por qué tiene que pasarme a mí todo esto? ¿Por qué a mí?

A.7 Vamos, Miguel, deja de atormentarte más con todo esto y piensa en un futuro, en encontrar un trabajo y ser muy feliz con tu mujer y tu hija... Todo esto no te lo va a impedir; ya lo verás.

B.7 Futuro feliz (*pronuncia las palabras lentamente*). ¡Qué bien suena eso! Pero... ¿por qué no me habré muerto en el quirófano? Todo habría sido mucho más sencillo...

A.8 Bueno, Miguel. Venga, trata de tranquilizarte y más tarde volveré a tomarte la tensión, porque ahora estás muy nervioso. (*Mientras me dirijo a la puerta*). Espero que cuando vuelva estés más animado. ¿Quieres que te traiga alguna revista para que te entretengas? (*Girando la cabeza hacia él*).

B.8 No, gracias, ¡hasta luego!

A.9 ¡Hasta luego entonces! (*Salgo de la habitación y con mucho cuidado cierro la puerta. Voy al control y pido a mi compañera que la próxima vez pase ella a atenderlo. No puedo soportar verlo así, ni tampoco sé qué decirle, ni cómo animarlo*).

Cuestiones para la reflexión y el trabajo en grupo

- Tomar conciencia, releyendo la conversación, de las veces que el profesional utiliza frases hechas y no tiene en cuenta el mundo subjetivo y emocional.
- Calificar las intervenciones del ayudante. ¿De qué tipo son? ¿Pueden considerarse empáticas?

- Analizar la intervención E.3, constatando cómo ya deja de lado parte de lo comunicado por el paciente, lo que se refiere más al mundo de los significados y sentimientos. Analizar también E.7, con buena dosis de realismo. Reflexionar también sobre E.8 y sobre el modo de concluir la conversación.

Entrevista

La siguiente entrevista es semejante a la anterior. Hemos cambiado algunas cosas añadiendo en cursiva lo que nos parece que mejoraría el encuentro, a base de destrezas como la respuesta empática, y hemos tachado lo que nos parecía menos acertado. Detectar y comentar los cambios, sin darlos por definitivos o perfectos. En el paciente hemos cambiado lo que nos parece imprescindible para mantener la conversación lo más parecida a como tuvo lugar realmente.

Una operación de colostomía - 2

Miguel tiene 32 años. Actualmente está en paro y casado hace apenas tres años. Tiene una niña de año y medio. Ha sido operado ayer de un cáncer de colon, procediéndose a hacerle una colostomía definitiva.

Miguel desconocía lo que tenía y solo tras la intervención pudo darse cuenta de lo que le ocurría realmente. Junto a él está su esposa, que suspira y se lamenta con frecuencia.

Me dirijo a su habitación con el objetivo de ver cómo se encontraba. Previamente me ha dicho mi compañera lo que había ocurrido el día anterior. Mi cuerpo temblaba al entrar porque mi relación con él había consistido en compartir momentos chistosos y alegres durante su ingreso. Tras golpear la puerta, entro en la habitación y observo a Miguel tumbado en la cama, muy serio. Él me mira con ojos que parecen pedir auxilio. Su mujer, sentada en el sillón y con lágrimas en los ojos, parecería estar reprimiendo unos intensos deseos de llorar. Miguel está cubierto con la sábana y parece tener frío. Me acerco a él.

A.1 ¡Buenas tardes! ¿Qué tal estás, Miguel?

B.1 Bien. (*Pausa*).

A.2 (*Me dirijo a subir la persiana mientras le pregunto*): ¿Tienes frío?

B.2 Sí, tengo mucho frío, pero ¡qué más da!

A.3 *Te veo desanimado.* ¿Quieres que te traiga una manta?

B.3 No. Y, además, te agradecería que volvieses a bajar la persiana, porque no me apetece en absoluto ver lo que me espera ahí fuera.

A.4 ~~¿Por qué me dices eso, Miguel?~~ *Miguel, veo que ha sido un golpe fuerte para ti. Pensar en lo que te espera en el futuro te angustia, ¿verdad?*

B.4 ~~¿Que por qué digo eso?~~ ¿Has visto lo que me han hecho?

A.5 Sí, la compañera me lo ha contado todo. La verdad es que has tenido mala suerte, ~~pero siempre debes mirar la parte positiva de las cosas. Si te han quitado todo lo malo, ahora ya estás a salvo. Solo tienes que acostumbrarte a vivir con tu colostomía, Miguel.~~ *Al principio te resultará difícil. Poco a poco espero que vayas aprendiendo a convivir con esto.* (*Lo miro fijamente*).

B.5 Sí, claro, ¡qué fácil es para ti decir eso...! ¿Te has imaginado alguna vez estar en mi situación?

A.6 No. La verdad es que no. Pero sí que he visto a gente como tú que ha logrado salir adelante y enfrentarse a su situación. Yo sé que al principio te resultará difícil y que todo lo ves imposible, ~~pero la verdad es que todo pasa. Con el tiempo todo se cura.~~ *pero es posible que te adaptes. No cabe duda de que es algo muy importante para ti en todos los sentidos.*

B.6 ~~¿De veras piensas eso?~~ (*Clava su mirada en mí*). ¡Dios mío! ¿Por qué tiene que pasarme a mí todo esto? ¿Por qué a mí?

A.7 ~~Vamos, Miguel, deja de atormentarte más con todo esto y piensa en un futuro, en encontrar un trabajo y ser muy feliz con tu mujer y tu hija... Todo esto no te lo va a impedir; ya lo verás.~~ (*Silencio*). *No te lo esperabas, ¿verdad? Me gustaría decirte algo que te ayudara a ver el futuro con esperanza.*

B.7 Ver el futuro con esperanza... ¡Qué bien suena eso! (*Pronuncia las palabras lentamente*). Pero... ¿por qué no me habré muerto en el quirófano? Todo habría sido mucho más sencillo...

A.8 Bueno, Miguel, *comprendo que te sientes mal, y tienes motivo, pero me gustaría que consiguieras* ~~Trata de~~ tranquilizarte... ~~y más tarde volveré a tomarte la tensión, porque ahora estás muy nervioso. (*Mientras me dirijo a la puerta*). ¿Quieres que te traiga alguna revista para que te entretengas? (*Girando la cabeza hacia él*).~~ *¿Qué es lo que más te preocupa?*

B.8 ~~No, gracias, ¡hasta luego!~~...

Entrevista

Hablar con quien no habla

Como cada mañana, llamo a la puerta de Ana, ingresada en una residencia de ancianos. Seguidamente enciendo la luz.

La habitación es bonita, pero impersonal: dos camas, dos sillones, dos mesillas componen todo el mobiliario. En el cuarto de baño hay dos sillas de ruedas. Ana no puede responder articulando palabras. Yo siempre había pensado que no se enteraba del mundo que la rodea.

A.1 Buenos días, Ana, ¡Ana! (*Fuerzo la voz*). ¿Cómo estás? (*La beso fuertemente en la frente*).

B.1 (*Ella abre los ojos y no dice nada. A veces esboza una sonrisa. A pesar de que no puede comprenderme, mantengo una conversación con ella, como si respondiese a mis preguntas*).

A.2 ¿Has dormido bien? Parece que hoy estás más espabilada y no te has hecho pis. Voy a curarte la herida, a lavarte y a ponerte guapa.

B.2 (*Algunos días está muy rígida y me cuesta mucho vestirla; sin embargo, he notado que si le hablo con ternura se relaja tanto que casi podría decir que intenta facilitarme el trabajo*).

A.3 Ahora te voy a poner un poquito de crema. Tienes la piel muy seca.

B.3 No, nom, no, nom, chis, nom...

A.4 Ya lo sé, Ana, está fría, pero te hará bien.

(*Coquetamente, elijo su ropa haciendo comentarios sobre la misma*).

Ana, te voy a poner este vestido. ¿Te gusta? Hace juego con esta chaqueta.

(*Mi compañero ha entrado en la habitación para ayudarme a sentarla en la silla de ruedas. Nos saludamos, saluda a Ana y al terminar se va*).

(*Según le pongo la toquilla me inclino sobre ella y la beso*).

Ana, siempre soy yo la que te besa. Tú nunca me has besado. ¿Me das un beso?

B.4 Sí, ssí, chis, chis, sí. (*Es un vocabulario incoherente*).

A.5 (*Sin saber bien por qué, acerco mi mejilla a sus labios y... ¡me besa tres veces! Mis ojos se empañan. También yo la beso y me despido*).

Cuestiones para la reflexión y el trabajo en grupo

- Reflexionar sobre el diálogo con quien no habla, sobre sus dificultades y sus oportunidades en situaciones semejantes a esta conversación o en las vividas personalmente con más frecuencia[4].
- Reflexionar sobre la comunicación de afecto mediante el lenguaje no verbal, como tiene lugar en este encuentro. Tomar conciencia del poder de la ternura en los cuidados. Analizar particularmente la intervención A.4.

Entrevista

Ángela se siente sola

Ángela tiene insuficiencia respiratoria, anasarca y cirrosis hepática. Vive con su marido, no tiene hijos. Su marido viene cada día y pasa horas con ella. La conozco desde hace un mes. Son las once de la noche.

A.1 ¡Buenas noches! (*Entro en la habitación y enciendo la luz*).

B.1 ¡Hola, buenas! ¿Qué, a lo de siempre?

A.2 Sí, la medicación. Ya sabe...

B.2 ¿Y esto sirve para algo? (*dice sin dirigirme la mirada, en un estado entre inquieta y triste*).

---

4. J. C. BERMEJO, *Mi ser querido tiene alzhéimer: Cómo poner el corazón en las manos*, Sal Terrae, Santander 2010.

A.3 Mujer, no hable así. Esto es en beneficio suyo. Si no lo toma va a perjudicar su curación y será peor para usted.

B.3 Sí, pero es que llevo muchos días con la misma medicación y todavía no siento ninguna mejoría.

A.4 Hay que tener paciencia. Este tratamiento tiene un período de duración y no se notarán los resaltados hasta pasado algún tiempo.

B.4 ¿Y para qué me ponen tanta medicación si a lo peor no llego a terminarla?

A.5 (*Me acerco un poco más*). ¿Cómo puede pensar eso? Aquí lo que todos queremos es que mejore para que cuando esté curada se vaya con su marido.

B.5 Pero a mi edad ya no puedo recuperarme...

A.6 Ángela, tiene que saber que nuestro trabajo no es solo dar pastillas, sino también infundir esperanza. Usted tiene un marido muy bueno que quiere tenerla junto a él, los dos otra vez viviendo bajo el mismo techo.

B.6 Ya, pero yo a veces me siento muy sola... Me da pena pensar en estas cosas. Mi enfermedad, los hijos que nunca tuve, la desgracia que me tocó vivir en mi infancia, luego en mi matrimonio...

A.7 Aquí hacemos lo posible para ayudarla.

B.7 Muchas gracias. Es un consuelo saber que no estoy sola. (*Me despido y sigo repartiendo la medicación*).

Cuestiones para la reflexión y el trabajo en grupo

- En esta conversación encontramos intervenciones de la profesional poco empáticas, bastante centradas en ella misma. Constatarlo releyendo.

- Entrenarse en el uso de respuestas empáticas intentando sustituir las intervenciones del ayudante por otras mediante la destreza de reformular.

Hoja de trabajo

Tipos de respuesta reflejo o reformulación

La destreza de responder se propone promover en el ayudado la exploración del problema y de los recursos, es decir, la toma de conciencia de las dificultades y de las posibilidades, así como del tipo de compromiso que puede e intenta asumir.

La respuesta reflejo o reformulación, lejos de ser una pura repetición (que resultaría absurda), consiste en *devolver al ayudado, con palabras o lenguaje no verbal del ayudante, lo que este ha comprendido de lo que el ayudado está viviendo y comunica o metacomunica, o incluso de lo que el ayudante intuye que invade al ayudado y forma parte del problema.*

Los tipos de reformulación pueden ser diversos[5]. Algunos comprometen poco al ayudante y otros comportan una mayor dosis de interpretación (que se espera no sea excesiva). En todo caso, para que esta técnica sea auténtica, ha de ser fruto de una verdadera escucha y de un esfuerzo por estar bien centrado en el ayudado, comprometido en el afrontamiento con él de las dificultades.

La reiteración

Es la forma más sencilla de reformulación y consiste en devolver al ayudado pocas palabras, las claves de cuanto él

5. B. GIORDANI, *La relación de ayuda: De Rogers a Carkhuff*, Desclée De Brouwer, Bilbao 2003.

viene comunicando en la conversación, de manera que experimente que está siendo seguido y permitan al ayudante centrarse también en la persona. Ejemplo:

A.1 El dolor empezó hace unas horas y cada vez peor. Se iba difundiendo. He pasado una mañana fatal. Yo creo que estoy peor.

B.1 El dolor se difundió.

A.2 Sí, pasó al hombro y desde allí a mi brazo izquierdo hasta los dedos. Era tan intenso que pensé que me iba a morir.

B.2 Así que era muy fuerte.

A.3 Sí, igual que el dolor que sufrió mi padre cuando murió de su crisis cardíaca, y tuve miedo de que me ocurriera lo mismo[6].

La dilucidación

Consiste en poner orden en lo que el ayudado expone y devolvérselo con más claridad, de modo que el paciente o familiar pueda ser más dueño de la dificultad y así afrontarla con mayor responsabilidad.

Poner orden o aclarar lo que otro comunica comporta un mayor riesgo de directivismo o protagonismo del ayudante, pero la prudencia y el abandono del intento ante la posible reacción negativa del ayudado harán de esta habilidad una oportunidad para el acompañamiento en la toma de decisiones, resolución de conflictos o, sencillamente, el apoyo emocional o identificación de las verdaderas necesidades y recursos presentes en el ayudado. Ejemplo:

6. B. BATES, *Propedéutica médica*, Interamericana-McGraw-Hill, México 1992[5], 14-15.

A.1 Mis hijos no vienen a verme desde hace unos días. Tengo unos dolores que no soporto más. Nadie me hace caso. Me tienen aparcada y me estoy volviendo loca.

B.1 Por un lado está disgustada porque no se siente atendida y por otro dice que tiene dolores.

La devolución del fondo emotivo convirtiéndolo en forma

En ocasiones el ayudado presenta numerosos datos relacionados con su dificultad y el ayudante percibe una fuerte carga emocional no expresada directamente por él. Dar nombre al fondo emotivo percibido en el ayudado reformulándoselo con palabras propias del ayudante puede resultar muy útil para que aquel se sienta realmente comprendido. Ejemplo:

A.1 Yo nunca he bebido ni fumado. No entiendo por qué tiene que pasarme a mí todo esto. Si hubiera algún motivo... La gente piensa que no me he cuidado y no hace más que echarme en cara lo que debería haber hecho. (*Con tono enérgico*). Aquí todo el mundo viene a dar órdenes como si todos supieran lo que a mí me conviene.

B.1 Lo veo enfadado por todo lo que dice.

Otros tipos

Algunos autores[7] añaden otros tipos de reformulación, como repeticiones, asentimiento con monosílabos, reflejo mediante la mirada y la mímica facial, constatación dubitativa, etc.

7. S. MAMBRIANI, *La comunicación en las relaciones de ayuda*, San Pablo, Madrid 1993.

Hoja de trabajo

La respuesta centrada

La destreza de responder se propone promover en el ayudado la exploración y la toma de conciencia del problema que lo molesta y de los recursos de que dispone, así como estimular el compromiso que puede y debe asumir en el afrontamiento y resolución (si es posible) de las dificultades.

La capacidad de centrar bien la respuesta garantizará un buen acompañamiento hacia la consecución de estos objetivos. La reflexión sobre la respuesta bien centrada en la persona puede ayudar a aumentar la competencia en el arte de dialogar con el paciente o el familiar del mismo[8].

1. *Responder a los contenidos*. Se trata de devolver al ayudado las informaciones que él mismo comunica. No es una respuesta inútil, sino un modo de participación que confirma al ayudado la atención y el interés activo y le ofrece la posibilidad de verificar si se ha percibido, y hasta qué punto, su mundo interior. Está en estrecha relación con la reiteración a la que se refiere Rogers.
2. *Responder a los sentimientos*. Consiste en percibir en las palabras, en el paralenguaje y en el lenguaje no verbal el estado de ánimo del ayudado y proponérselo con una formulación clara y comprensible. Se requiere la habilidad por parte del ayudante de leer más allá de las palabras. En este terreno conviene ser más prudente en el momento y en la forma (con cierta incertidumbre). Cuando el ayudado manifiesta diferentes sentimientos en la comunicación o son di-

8. M. Marroquín, *La relación de ayuda en Robert R. Carkhuff*, Mensajero, Bilbao 2021.

versos los sentimientos a los que alude relacionados con el problema que presenta, conviene centrarse en el dominante. Este modo de responder está en estrecha relación con el reflejo del sentimiento al que se refiere Rogers al hablar de los tipos de reformulación.

3. *Responder al sentimiento y al contenido (La respuesta intercambiable).* Con frecuencia, el ayudado expresa de manera separada los datos o contenidos y los sentimientos. La respuesta intercambiable es aquella que el ayudante da uniendo con conexión causal la situación externa (los contenidos de la comunicación) con la reacción emocional. Esto permite proceder hacia la destreza de responder personalizando.

Entrevista

«Mi marido, mis hijos...»

Un día, al entrar en una habitación, con el fin de lavar y preparar a los pacientes para que pudieran bajar a rehabilitación, me encontré con una señora de cara muy dulce, de unos 70 años, que sonreía y que contestó amablemente a mi saludo. Durante su aseo hablamos de cosas triviales y de cómo había llegado hasta allí, *a consecuencia de una caída en la que se había fracturado la cadera. Leyendo la historia vi que era viuda, padecía diabetes y había perdido la vista. Noté que no recibía visitas y que, a su pesar, dejaba asomar en su cara una nube de tristeza. Un día recibió la visita de un joven y se mostró muy contenta. Mientras la ayudo a caminar, la conversación se desarrolla así.*

A.1 Hoy ha tenido visita, ¿verdad?

B.1 Sí, y estoy muy contenta; era un amigo de mi hijo, que en paz descanse.

A.2 ¿Qué le sucedió a su hijo?

B.2 Mi hijo era mi alegría. Era un chico estupendo. Vivía conmigo. Era cariñoso, bueno, alegre, simpático... Tenía veinticinco años cuando empezó a sentirse mal y le diagnosticaron un cáncer de hígado y, en un par de meses, Dios se lo llevó.

A.3 ¿No tiene más hijos?

B.3 Sí, tengo otro, pero está casado y su trabajo le ocupa mucho tiempo. Dice que no le queda tiempo para venir a verme, aunque dice que hace todo lo posible. No es igual que el otro. Y... me siento sola. Este que ha venido a verme es voluntario. Era amigo de mi hijo. Me da mucha alegría verlo. Es tan bueno como él.

A.4 Sí, parece un chico muy agradable. ¿Y su hijo también era voluntario?

B.4 Sí, y eran amigos. ¡Es muy duro que en el transcurso de un año se te mueran los dos seres que más quieres!

A.5 ¿Quién era el otro?

B.5 Mi marido. Murió en un accidente. ¡Pobre! ¡Con lo bueno que era! ¡Qué sola me encuentro!

A.6 Pero tiene a su otro hijo y a su nuera, ¿no? Y ¿tiene nietos?

B.6 Sí, tengo dos nietos, pero apenas los veo. Igual que a mi hijo. ¡Qué diferencia con el otro! Siempre estaba pendiente de mí. No quería verme triste, ¿sabes? Siempre me gastaba bromas. Me acuerdo mucho de él. También de mi marido, pero él ya era mayor y mi hijo era tan joven... Estaba lleno de vida, con tantas ilusiones...

A.7 Venga, mujer, ahora hay que pensar en no estar triste.

B.7 ¿No lo voy a estar, hija, si vivo sola, estoy ciega, tengo azúcar y ahora esto? (*se refiere a la cadera*). Tengo muchas ganas de volver a mi casa, pero no sé si será posible. (*Sus ojos se llenan de lágrimas, pero intenta reprimirlas y ocultarlas*). Perdona. No puedo evitarlo.

A.8 No se preocupe. Lo comprendo. Pero ¿por qué no va a poder volver a su casa si va progresando bien en su rehabilitación?

B.8 El amigo de mi hijo ha venido a decirme lo que piensa mi hijo. Él no ha sido capaz de hacerlo. Dice que es mejor que deje mi casa y me vaya a una residencia, porque su piso es muy pequeño y no hay sitio suficiente para mí. (*Sonríe con la cara llena de tristeza*). Pero yo no quiero dejar mi casa.

A.9 Quizá todo se pueda solucionar y su hijo reconsidere la situación y cambie de opinión. Pero no debe decaer. Tiene que comprender las razones de su hijo y, si llega el momento de tener que ir a una residencia, debe verlo por el lado positivo: allí no estaría tan sola, se sentiría acompañada, tendría amigos... También estaría mejor atendida que en su casa. Su hijo y su familia la podrían visitar a menudo y...

B.9 No te esfuerces, hija, pero mi casa es mi casa y es donde mejor me siento. (*Se queda pensativa y, antes que yo hable, ella prosigue*). Bien, será una prueba más de la vida por la que tendré que pasar. No te preocupes. Pensaré en lo que me has dicho y comenzaré a hacerme a la idea porque... ¿sabes? Ya me han buscado una residencia... Volvamos al salón.

(*En los días sucesivos continué dándole ánimos y ella continuaba tan comunicativa y amable, pero a veces la tristeza asomaba a su rostro y alguna vez una lágrima corría por su cara. Pasado el tiempo de rehabilitación, una mañana vinieron a buscarla para llevarla a una residencia*).

Cuestiones para la reflexión y el trabajo en grupo

- En esta conversación encontramos un estilo claramente consolador y centrado en los datos, con respuestas donde no percibimos reformulación que permita a la paciente sentirse comprendida. Releerla y constatarlo.
- Las respuestas de la conversación están centradas en los datos, no en la persona y sus relaciones y significados. No encontramos «respuestas intercambiables» o que recojan contenido y sentimientos. Ensayar algunas sustituyendo las actuales.

Ejercicio

Desarrollar la agudeza empática en la respuesta

Comprobar si en los siguientes casos la respuesta al contenido y a los sentimientos es precisa o vaga. Una respuesta es precisa cuando recoge el núcleo de lo que se ha comunicado en su significado, no solo en los datos[9].

Caso 1

Manuel está ingresado por una hepatopatía crónica y en estado terminal, inconsciente. Su mujer se encuentra velando por la noche y llama al timbre. Acude la profesional del cuidado:

9. En esta nota se encuentra la solución del ejercicio. A partir de aquí, leer solo después de hacerlo. La clave de la solución es: la respuesta correcta es aquella que tiene la primera letra en mayúscula. Por ejemplo, si la respuesta correcta es vaga, esta palabra está escrita con mayúscula, mientras que *precisa* está escrita con minúscula. Así en cada caso.

«Creo que habría que darle un calmante. Yo le veo agitado... Alguna pastilla para que no sufra... (Llorando). *Con lo que ha sido él... Dejarle morir así no es humano...».*

1. Le da pena ver cómo se va terminando sin poder evitarlo y quisiera que no sufriera.
   ❍ Preciso ❍ vago
2. Quiere que le traigamos un calmante para tranquilizarlo.
   ❍ preciso ❍ Vago
3. Siente rabia al ver que su marido ha perdido muchas facultades y quisiera verlo más tranquilo.
   ❍ Preciso ❍ vago
4. Veo que está preocupada por su agitación.
   ❍ preciso ❍ Vago
5. Quisiera un tranquilizante para su marido, pero veo que se siente impotente al ver cómo está.
   ❍ Preciso ❍ vago
6. Quiere que hagamos algo por él.
   ❍ preciso ❍ Vago

Caso 2

Ester es una señora de 72 años ingresada en una residencia desde hace dos años. Es una mujer inteligente, ordenada, simpática...

«Estoy baja de moral. Me duelen las piernas. No soy capaz ni de vestirme yo sola. No podré ir sola a rehabilitación».

1. La veo preocupada al no poder hacer sus cosas por sí sola.
   ❍ Preciso ❍ vago
2. Hoy está desanimada porque no puede vestirse y caminar como otros días.
   ❍ Preciso ❍ vago

3. Cree que le echarán de menos en rehabilitación y quiere vestirse enseguida.
   ❍ preciso ❍ Vago
4. Le parece que es una carga para el personal.
   ❍ preciso ❍ Vago
5. Parece que está triste porque se siente menos independiente para hacer sus cosas.
   ❍ Preciso ❍ vago
6. Está preocupada por su futuro.
   ❍ preciso ❍ Vago

Caso 3

Bruno es un señor de 81 años, ingresado en el hospital desde hace once días sin poder contar con la presencia de su mujer, que está delicada en casa. Tiene problemas renales.

«Me encuentro muy mal. No sé qué pinto yo aquí. Me dais medicinas, pero nadie se interesa realmente por mí. No hago más que sufrir».

1. Le gustaría poder hacer más cosas.
   ❍ preciso ❍ Vago
2. Está preocupado por las medicinas que le traen.
   ❍ preciso ❍ Vago
3. Lo veo bajo de moral al sentirse tan solo y cansado de sufrir.
   ❍ Preciso ❍ vago
4. Le molesta que le traigan las medicinas pero no se preocupen por usted.
   ❍ Preciso ❍ vago
5. No nota que se preocupen por usted.
   ❍ preciso ❍ Vago
6. Se siente cansado de tanto sufrimiento al ver que no está bien atendido y acompañado.
   ❍ Preciso ❍ vago

Caso 4

En el siguiente caso se propone construir las respuestas vagas y precisas como si se tratara de someter a otro al mismo ejercicio y estuviera sin construir aún. Crear, pues, ejemplos de respuesta precisa y vaga.

José tiene 45 años, ha estado en el servicio de Cardiología a consecuencia de un infarto cardíaco. Ha recibido la noticia del alta esta mañana y comenta:

«Me ha dicho el médico que ya me puedo ir a casa. Ya era hora de poder salir de aquí y estar con mis niños... El caso es que tengo que llevar siempre las pastillas y estar pendiente de no hacer esfuerzos ni excesos. Ya no será como antes».

1. ____________________
2. ____________________
3. ____________________
4. ____________________

Ejercicios

- Escribir alguna de las conversaciones de este cuaderno cambiando las respuestas del profesional por respuestas más relacionadas con la destreza de responder reformulando.
- Escribir una conversación por parejas. En cada pareja determinar quién hace de ayudante y quién de ayudado. Definir los roles y verbalizar, antes de empezar los supuestos, quién hace de ayudante, apariencia del ayudado, sexo, características del ayudado que el ayudante percibiría al encontrarse con él, etc. Utilizar para este ejercicio una hoja común para ambos. Se trata de que el ayudante escriba (como en las conversaciones que se han presentado anteriormente) lo que diría al ayudado.

Después la hoja se le pasa al ayudado y este escribe lo que diría mientras va presentando su problema. Escribir entre paréntesis todo lo que se refiera al paralenguaje y al lenguaje no verbal. El objetivo del ayudante es utilizar al máximo respuestas que hagan uso de la destreza de reformular. El ejercicio se hace en silencio, de modo que poder pensar y escribir servirá para aprender a usar la respuesta reformulación. Después de un rato de «juego de rol escrito», comentar juntos el tipo de respuestas del ayudante.

– Idear un juego de roles en donde uno haga de paciente o familiar y otro de profesional y adiestrarse en el uso de respuestas empáticas.

5
La aceptación incondicional en la relación de ayuda

◆

Hoja de trabajo
Aceptación incondicional

En el ejercicio de la práctica de la ayuda en salud, no es raro encontrar situaciones que el buen hacer del profesional, sus propios valores, convicciones o las pautas terapéuticas llevan a «no aceptar». ¿Cómo entender la aceptación incondicional, por ejemplo, ante comportamientos antiterapéuticos o ante negativas a las terapias o curas?

Estamos, por un lado, ante la cuestión ética del principio de autonomía, en virtud del cual el protagonista es el paciente, y, por otro lado, ante el reto de aprender a confrontar o persuadir correctamente[1].

En el próximo tema trataremos la confrontación, la confrontación ética en particular y la persuasión. No obstante, tengamos presente que *aceptación incondicional* o *consideración positiva* no significa aprobación de todas las conductas del ayudado, sino que la presentamos en estos cuatro sentidos:

---

1. A. Martínez-Cuevas, J. C. Bermejo y P. Arranz, *Profesionales compasivos: La aceptación incondicional en las relaciones de ayuda*, Desclée De Brouwer, Bilbao 2024.

- consideración positiva, confianza en los recursos del ayudado y reconocimiento de su protagonismo en la relación de ayuda;
- ausencia de juicio moralizante, que no significa ausencia de criterio propio o de una escala de valores del ayudante;
- acogida incondicional del mundo de los sentimientos y significados que las cosas tienen para el ayudado;
- cordialidad y afabilidad en el trato.

Hoja de trabajo

Competencia emocional

En la actualidad se está hablando de *competencia emocional*, y de *inteligencia emocional*[2], subrayándose la capacidad de las personas de manejar los sentimientos propios, de ser dueños de ellos.

Algunos autores entienden la competencia como «habilidad para conocer y tratar con el ambiente de forma efectiva y adaptativa» y la competencia emocional como «habilidad de conocer y tratar con el ambiente de los sentimientos y deseos de nuestro cuerpo»[3]. Cada vez se subraya más la necesidad de encauzar los sentimientos propios para ser capaz de acoger y acompañar a integrar los sentimientos del ayudado.

En el ejercicio de las profesiones de ayuda en salud somos bien conscientes de que muchas veces son los sentimientos los que mueven el comportamiento, en lugar de serlo los valores. En ocasiones, ante un paciente que plantea cuestiones que suscitan miedos en nosotros, nos evadimos del diálogo

2. J. C. BERMEJO, *Inteligencia emocional: La sabiduría del corazón en la salud y en la intervención social*, Sal Terrae, Santander 2005.
3. D. G. GILBERT y J. J. CONNOLLY, *Personalidad, habilidades sociales y psicopatología: Un enfoque diferencial*, Omega, Barcelona 1995, 93.

con frases hechas o cambiando conversación. Por eso se requiere que el profesional haga consigo mismo un proceso de integración de sus propios sentimientos, que pasa por reconocerlos, aprender a darles nombre, aceptarlos sin moralizar sobre ellos, aprovechar su energía poniéndola al servicio de los valores y ser dueño de la comunicación de los mismos de manera asertiva.

La competencia emocional no nos llevará a «no sentir», sino a ser dueños del mundo emotivo para no caer en la tentación de querer conducir irracionalmente al paciente o familiar a un deseado estado de «neutralidad emotiva» (deseado por nosotros) para que la relación nos resulte más fácil.

Goleman, en su libro *Inteligencia emocional*, dice: «A finales de este siglo, un tercio de la población laboral activa de los Estados Unidos serán "trabajadores del conocimiento", es decir, personas cuya productividad estará orientada hacia el aumento del valor de la información. [...] La inteligencia emocional –las habilidades que fomentan la armonía entre las personas– será un bien cada vez más preciado en el mundo laboral»[4]. Esperemos que los profesionales de la salud no pertenezcan únicamente al grupo de los «trabajadores del conocimiento», donde lo único importante sean los formularios que hay que rellenar y las técnicas que hay que conocer y aplicar.

Entrevista

«Mi hijo está muy mal»

Mi compañera y yo nos encontramos con Ana por el pasillo del hospital. Tiene dos hijos, de cuatro y seis años. Uno de ellos tiene leucemia. Después de unos minutos de conversa-

4. D. GOLEMAN, *Inteligencia emocional*, Kairós, Barcelona 1997[10], 256.

ción a tres bandas, mi compañera se retira porque la llama un paciente, y nos quedamos solos. La conversación se desarrolla así:

A.1 Es triste tener un hijo y ver que se te va sin que puedas hacer nada por evitarlo.

B.1 Sí, es cierto. Se debe de sentir una gran impotencia.

A.2 No lo sabes bien... Es tan pequeño... (*Los ojos le brillan*). Tiene tanta vitalidad por dentro... (*Silencio*). Y lo peor es que no tiene solución; los médicos han dicho que es muy probable que no llegue a pasar estas navidades. (*Las lágrimas le recorren las mejillas*). El tratamiento que le están poniendo es para que pase lo mejor posible estos últimos momentos.

B.2 Comprendo. (*Poniendo la mano en su hombro*). Debe de ser duro.

A.3 ¡Dios mío! (*Se lleva las manos a la cara*). ¿Qué voy a hacer sin él? ¡Sin mi niño, sin mi Toni! Si se muere, yo también me quiero morir... No podré superarlo. No podré seguir viviendo sin él.

B.3 Ana, ¿y Andrea?, ¿qué va a ser de ella? Ella también es pequeña y la necesita.

A.4 Lo sé. (*Pausa*). Pero Toni es tan pequeño, tan indefenso... No quiero que se lo lleven. ¿Cómo puede hacerme esto Dios?, ¿cómo puede llevarse a un niño tan pequeño?

B.4 Debe de ser difícil afrontar una situación así, pero tú eres fuerte y podrás superarlo. Piensa en tu hija, en tu marido. También ellos lo deben de estar pasando mal. Quizá juntos podáis sobrellevar mejor esta situación.

A.5 ¿Tú qué sabes? Mi marido ahora solo piensa en beber, no se preocupa por otra cosa, y mi hija está con mi madre; es todavía muy pequeña para darse cuenta de lo que está pasando; solo sabe que su hermano está malito en el hospital.

(*Entra mi compañera y continúan hablando ellas. Yo me limito a escuchar*).

Cuestiones para la reflexión y el trabajo en grupo

- La conversación anterior ha planteado a la ayudante el reto de acoger los sentimientos que la madre del niño enfermo está viviendo. Ha sido capaz de mantenerse sin escapar, comunicando comprensión, pero la intervención B.4 tiene otro tono. Analizar las intervenciones de la ayudante y su oportunidad.
- No es extraño encontrar situaciones semejantes en las que los pacientes o familiares plantean la cuestión que Ana presenta en A.4, delicada y difícil de acompañar. Reflexionar y comentar cómo manejar este tipo de situaciones.
- Los sentimientos, en encuentros como este, tienen un poder muy fuerte a la hora de influir en el tipo de relación. Pensar en cómo afectan a la relación a nivel personal y relacional.

Hoja de trabajo

Encauzar los sentimientos

Las siguientes afirmaciones son para leerlas, preferentemente en grupo, personalizando los contenidos y comentando en qué medida se comparten y en qué medida reflejan dinámicas personales en el manejo de los sentimientos propios. Encauzar los sentimientos es un reto del ayudante para acoger incondicionalmente los del ayudado, sin caer en mecanismos de negación o huida de la comprometedora conversación en torno al mundo emotivo.

1. La causa principal de las dificultades en las relaciones interpersonales son los sentimientos, tanto los propios como los de los otros.
2. En nuestra cultura estamos acostumbrados por la educación a ignorarlos o negarlos.
3. En nuestras relaciones con los demás nos esforzamos en prescindir de nuestros sentimientos y no prestar atención a los ajenos. Cada uno de nosotros, no obstante, sigue experimentando constantemente diversos sentimientos.
4. Manifestar los sentimientos presenta un grado de dificultad que depende del sentimiento en sí, de la persona que lo experimenta y del momento en que se experimenta. En cuanto a los sentimientos del pasado o del presente, es más fácil hablar de ellos con una persona distinta de la que ha sido su desencadenante. Los sentimientos del presente se expresan más difícilmente que los del pasado.
5. La dificultad para aceptar y comunicar los sentimientos depende también del sentimiento que se trate. Es más fácil aceptar y manifestar que experimentamos rabia que envidia.
6. La atención puede fijarse o no en un sentimiento concreto porque es selectiva también ante los sentimientos. Por nuestra educación hemos aprendido a no hacer caso de nuestros sentimientos y a fijar nuestra atención en otras cosas.
7. Pongamos un ejemplo: Mi jefe no está satisfecho de mi trabajo. Lo que me hace experimentar es un estado de inferioridad, de resentimiento y de incompetencia. Como todo esto es desagradable, no detengo mi aten-

ción en estos sentimientos, sino en mi jefe, y pienso –y quizá también digo–: «Es injusto, insensible...». Ignoro, por tanto, mis emociones, las pongo a un lado, no les presto atención y las reprimo, racionalizo...

8. Esta es la forma clásica de llegar al control emocional del que tanto se habla. Ignorar los sentimientos, reprimirlos, no es el camino para «controlarse», sino más bien para ser controlado por todo lo que se quiere «controlar».
9. En el ejemplo propuesto (7), los sentimientos respecto a mi jefe que yo quería ignorar seguirán influyendo en mi conducta, aunque yo no me dé cuenta.
10. «Controlar» los sentimientos, «encauzarlos», no es «ignorarlos», no es «reprimirlos». En este sentido, las dificultades surgen cuando se quieren aceptar o manifestar. Con frecuencia lo que hacemos es dar lugar al mecanismo psicológico defensivo –pero inconsciente– de represión.
11. Los sentimientos son una fuente de información sobre nuestra relación con el mundo que nos rodea. Sin esta fuente de información se intentaría resolver el problema de nuestras relaciones con el mundo externo sin considerar la globalidad, es decir, sin tener en cuenta el mundo emotivo, tan importante para la persona.
12. Los sentimientos pueden manifestarse directamente:
    - Con cambios fisiológicos: ruborizarse de vergüenza...
    - Con palabras: respondo bruscamente «¡Estúpido!»...
    - Con gestos: doy un beso, un abrazo...
13. Pero más generalmente los sentimientos buscan una vía indirecta para expresarse, ordinariamente me-

diante un juicio de valor o moral. Si antes el objeto de atención eran los sentimientos propios, ahora lo es la persona del otro. En lugar de decir, por ejemplo, «Siento difícil la relación contigo», digo «Eres un estúpido». En lugar de decir «Estoy enfadado porque ya es la tercera vez que vienes a la mesa sin lavarte las manos», digo «Eres el muchacho más sucio del barrio».

14. Desde el punto de vista psicológico, el ideal sería la expresión directa de los sentimientos. Así se manifestarían dos cosas:
    a) Que soy yo el que está en juego.
    b) Que el sentimiento está en mí. Por ejemplo: «Estoy enfadado». Soy yo el que tengo rabia. No digo nada de ti.
15. Pero no es fácil expresar los sentimientos propios.
16. Esta dificultad crece cuando los sentimientos producen sentimientos. Puede haber una verdadera cadena de sentimientos... Por ejemplo:
    – «Me siento inferior porque he hecho mal un trabajo».
    – «Me siento enfadado conmigo mismo porque me siento inferior».
    – «Me siento aturdido porque me siento enfadado».
    – «Me siento deprimido por todo esto».
17. En las cadenas de sentimientos, con frecuencia no se sabe cuál es el sentimiento que surge directamente del hecho. Hay que saberlo, no obstante, para poder encauzar con armonía nuestros sentimientos.
18. Puede ser que haya a la vez sentimientos contradictorios. Una persona me gusta y a la vez me duele lo que me ha hecho. ¿Me gusta? Pero si me parece que estoy enfadado con ella. ¿Estoy enfadado? Pero si

me gusta... No sé ni lo que decir... No digo nada directamente. Intento inconscientemente hacerle comprender, con mi actitud, que estoy enfadado, lo cual normalmente es desconcertante para el otro.

19. Hay sentimientos que reprimimos por la connotación pecaminosa que les atribuimos: celos, envidia, hostilidad, emociones vinculadas con la sexualidad...
20. Resumiendo: es *natural* tener sentimientos y hay que aceptarlos, en consecuencia; tanto los positivos como los negativos: soledad, alegría, tristeza, amor, envidia[5], angustia, ansiedad... Todo esto es propio del ser humano y hay que construir basándose en la realidad...
21. Moralmente los sentimientos no son ni buenos ni malos. Esto es muy importante subrayarlo.
22. Los sentimientos no son más que un signo.
23. Los sentimientos positivos respecto a una persona son signos de seguridad ante ella, de confianza en ella, de sentido de libertad con relación a ella... Ante ella se puede cambiar de pensamiento, pero no hay que defenderse, esconderse detrás de una máscara, vivir encerrado en el castillo propio.
24. Los sentimientos negativos respecto a una persona son signo de que algo no va bien en mis relaciones con ella. Hay algo que es necesario aclarar. Son un signo de inseguridad ante ella, de no ser libre con relación a ella, de necesidad de defenderse, de encerrarse en el castillo propio, de enmascararse... porque, de lo contrario, se temen consecuencias desagradables.
25. En las relaciones interpersonales hay que prestar atención a los sentimientos de los otros, sobre todo cuando estos se expresan indirectamente.

5. L. SANDRIN, *¿Envidioso yo?*, Sal Terrae, Santander 2023.

26. Cuando hay un conflicto en las relaciones interpersonales, es conveniente, en el momento oportuno, expresar directamente los sentimientos propios, si bien esto comporta siempre un riesgo. La relación será probablemente más intensa, más limpia, más comprensiva...
27. En el campo de las relaciones interpersonales, el lenguaje más importante es el de los sentimientos. Desgraciadamente, esta dimensión es, con cierta frecuencia, olvidada.

Entrevista

Una conversación con Jacinto

Jacinto tiene 40 años, es informático, está casado y es padre de dos hijos adolescentes. Hace tres años fue operado de un cáncer de colon. Recientemente ingresó en nuestro servicio tan solo por unas horas hasta que quedó libre una cama de Neurocirugía. Su diagnóstico esta vez era una metástasis cerebral de muy mal pronóstico.

La primera vez que vi a Jacinto, iba en compañía de su médico. Recuerdo la breve entrevista que tuvo por lo fría y distante que me pareció, y, sobre todo, por la expresión de Jacinto. Mientras Jacinto trataba de contar su intervención, de su evolución, etc., el médico lo interrumpía al tiempo que miraba por la ventana:

A. Sí, sí..., pero dígame la razón exacta por la que está usted aquí. (...)

B. Le repito que quiero saber por qué vino usted a Urgencias. ¿Qué le pasó para decidir venir al hospital?

Tras varios intentos fallidos de dar sentido a la conversación, Jacinto bajó el volumen de la voz, desvió su mirada y dijo:

B. Me mareé y me caí al suelo.

A. Aah. Se cayó. Bien. Espero poder trasladarle a nuestro servicio hoy mismo. Allí empezaremos el estudio y hablaremos.

Salimos de la habitación y en ese momento invité a su mujer a entrar en la habitación con su marido. Al poco rato volví a la habitación, pero no me pareció el momento de sacar la conversación, ya que Jacinto no me demostró ganas de ello. Hablé con su esposa de horarios, normas del hospital, alguna duda sobre los cuidados que precisaba Jacinto, etc.

Más tarde, camino del despacho médico, descubrí a la mujer de Jacinto sola en la sala de espera. Entré y me senté a su lado.

A.1 ¡Vaya trago que estáis pasando!

B.1 Sí. Después de todo lo que hemos pasado, cuando empiezas a respirar un poco... No me lo quiero imaginar.

A.2 Quieres decir que tras la cirugía se superaron los momentos duros...

B.2 Sí. Uno se aferra a la esperanza de que las dificultades se han superado. Pero ya ves... Lo siento por él, por mis hijos, que están en una edad en la que necesitan a su padre.

A.3 Los hijos necesitan a su padre y la pareja necesita a la pareja, con la que comparte muchas cosas.

B.3 También, también... (*Llora*). ¡Tendrá que ser así!

A.4 Sí, pero eso no impide que sientas rabia, miedo, impotencia.

B.4 Es eso todo lo que siento. Tengo unos hijos fantásticos. Son muy maduros para su edad. Estoy esperando a mi hija, que ya debía estar aquí. Creo que saldré al *hall* para esperarla.

A.5 Muy bien. Si necesitas algo no dudes en decírmelo. Adiós.

B.5 Gracias (*Me coge las manos y me las aprieta con fuerza*).

A la mañana siguiente Jacinto ya había sido trasladado a su servicio. No los volví a ver.

Cuestiones para la reflexión y el trabajo en grupo

- En esta conversación el ayudante ha aprovechado el encuentro con el familiar no solo para ofrecer informaciones sobre la estancia en el hospital, sino también para verbalizar los sentimientos que cree que puede experimentar la paciente. Y lo ha hecho por propia iniciativa (A.1). Reflexionar sobre este hecho.
- Analizar las intervenciones y comprobar cómo reflejan lo que el ayudante cree que puede estar sintiendo la paciente, facilitando así el «drenaje emotivo».

Entrevista

Una conversación con Florentino

Florentino es un hombre de unos 50 años, que ingresó en el servicio de Cardiología para observación. En el transcurso de varias horas, su estado empeoró rápidamente al sufrir una rotura de válvula cardíaca que precisaba una cirugía urgente. Se avisó a la familia de inmediato y el equipo médico le expuso los riesgos de la cirugía en su estado y el mal pronóstico de su evolución si no se sometía a la misma.

Un entrar y salir constante de todo el equipo de planta para preparar al paciente era lo que con ojos de angustia presenciaban su mujer y su hija desde la puerta de la habitación. En uno de estos encuentros visuales, me paré frente a ellos y dije:

A.1 Estáis preocupadas, ¿verdad?

B.1 (*Con tono enérgico*). ¿Y es para no estarlo? Mi padre vino a Urgencias por un dolor que en principio no era nada y ahora me dicen que es probable que no salga de esta. ¡Yo no entiendo nada! (*Se agarró a su madre y se fueron para la sala de espera cercana*).

Al reflexionar sobre este encuentro, me doy cuenta de que sentí impotencia y rabia ante la respuesta de su hija y mis sentimientos casi me llevan a valorar mi intervención como inoportuna. Pensándolo bien y poniéndome en su lugar, comprendo que su reacción es muy natural y que la descarga de rabia hacia mí probablemente habrá servido de ayuda, en cuanto que habrá visto por un lado un profesional que no solo entra y sale, sino que se percata y preocupa del estado emotivo de los familiares, y por otro un ayudante que respeta las reacciones y sabe que su misión de ayudar no se evalúa por el grado de satisfacción experimentado al terminar una relación.

Cuestiones para la reflexión y el trabajo en grupo

- Detenerse en la reflexión que hace el ayudante al transcribir esta breve interacción con la hija del paciente y debatir lo atinado de cuanto ella refiere.

Testimonio

Una profesional de la salud escribe en sus últimos días[6]

Amalia, joven profesional de la salud contagiada del virus del sida, escribe en un cuaderno que tiene en la mesilla y que le sirve para comunicar lo que desea, ante la dificultad de hablar. Además, en sus ratos de soledad, escribió este texto:

«Tengo que morir. Lo sé, pero tengo miedo. He visto morir a mucha gente y siempre pensé que morir era fácil, y lo es, según creo, pero este miedo a desaparecer bajo tierra es una espina. Me traéis medicinas, me controláis la tensión, me miráis y os miro. Porque quiero adivinar en vuestros ojos el cariño. Un enfermo resulta, siempre, una persona extraña. Pero, cuando el enfermo es un profesional sanitario, como yo, alguien como vosotras, os miráis en mi cama y sentís espanto. Y yo os pregunto: ¿de qué tenéis miedo? Decídmelo, por favor. Soy yo la que se va a morir, no vosotras.

Os veo inseguras cuando entráis en mi habitación. No sabéis qué decir. Y no es el miedo a equivocaros en la medicación lo que os frena. Es que os preocupo. Tened el valor de confesarlo.

A la puerta de este hospital he dejado mi papel de profesional y he entrado solo como enferma. En casa he dejado todo menos las preguntas. ¿Por qué todo esto? ¿Es posible encontrarle un sentido?

Podéis estar seguras de que nadie, ni yo tampoco, esperamos una respuesta. A menudo me he sentido desilusionada porque no encontraba palabras convincentes para consolar a los enfermos. No las encontramos nunca. Esta es la causa de que nos refugiemos en la rutina.

---

6. A. OLIVERA, *Lo difícil es vivir: El hospital por dentro*, Atenas, Madrid 1993, 122-125.

Ahora, vuestra enferma soy yo. Esperad. No os vayáis. Esto es todo lo que os pido. Lo que me interesa saber es si tendré a mi lado a alguien que me coja la mano cuando lo necesite, porque, os lo repito, siento mucho miedo.

Puede que, para vosotros, la muerte sea una rutina. Para mí es algo nuevo. No sé cómo me veréis. No sois mi espejo. Ni siquiera me dais tiempo para mirarme en vuestros ojos. Es posible que no veáis nada especial, pero yo no me he muerto nunca antes. He amortajado a muchos. Los he dejado que se fueran muriendo, para entrar después. Nunca se me ocurrió que esto de morir fuera algo que sucede una sola vez en la vida.

El otro día os oí cuchichear a la puerta que yo era joven. Y yo os pregunto: ¿se es realmente joven cuando una se está muriendo?

Entráis y salís deprisa. Habláis a la enferma que tenéis delante, no a Amalia. Le decís lo que a todos: "Esto va mejor". Y salís precipitadamente. No quiero robaros vuestro tiempo. Estáis cansadas. Hartas, a menudo; pero, ya que estáis dentro, ¿no podríais superar vuestro miedo y cogerme la mano?

Yo también he vivido el riesgo del contagio y aquí me veis, pero, os lo suplico, tenéis guantes de protección, os habéis lavado al entrar y volveréis a desinfectar vuestras manos al salir; atreveos a cogerme la mano.

Ya sé que, en un hospital, no se debe llorar. Pero ¿perderíais vuestra profesionalidad por llorar conmigo? Sin aspavientos, sin hacer comedia, sencillamente, de persona a persona.

A lo mejor, con un poco más de humildad no resultaría tan duro morir en un hospital».

Hoja de trabajo

Los miedos del profesional de la salud

Sin duda, hay numerosas situaciones en las que los profesionales de la salud sienten miedo, pero de manera especial el miedo se experimenta en relación con la muerte y su prefiguración en la enfermedad grave. Mantener el tipo ante una persona que sabe que está muriéndose representa un reto particular para el profesional de la salud. Parece como si hiciera de espejo, representara nuestra propia vulnerabilidad o nos pusiera en contacto con algo que vemos como una amenaza: la muerte. La muerte cerca me da miedo.

Reflexionando sobre esta experiencia[7], quizá tengamos que reconocer el reto de aprender a manejar nuestros miedos para no escaparnos de la relación auténtica con los pacientes en general y con los pacientes graves en particular.

Temor, *ansiedad*, *miedo*, *angustia*... son los términos que nos permiten expresar lo que sentimos ante una amenaza o peligro. Matizando podemos decir que el miedo es la reacción frente a peligros reales. La experiencia del miedo se refiere a cosas concretas, a lo conocido, sobre lo que se puede actuar directamente.

La ansiedad, en cambio, añade al miedo cierto grado de incompetencia e incapacidad para alcanzar un objetivo. Quien siente ansiedad no es capaz de identificar exactamente el origen de la amenaza.

Todo ser humano ha experimentado algún grado de ansiedad y se ha visto asaltado por algún miedo por el simple hecho de estar vivo. La vivencia de la ansiedad no es solo proporcional al estímulo ansiógeno, sino, sobre todo, al balance que la persona hace entre la percepción de amenaza a la

7. R. ALBERDI, «La identidad profesional de la enfermera»: *Rol* 170 (1992), 40.

integridad y el sentido de indefensión o los recursos con los que cuenta para controlar la amenaza.

Ansiedad y miedo en la profesión sanitaria

No es fácil encontrar profesionales que abiertamente reconozcan tener miedo a algo relacionado con el ejercicio de su profesión. Preguntando a muchos compañeros acerca de las situaciones que resultan especialmente tensas, difíciles de manejar, y que se viven con cierto grado de temor, me parecía que las respuestas estaban centradas en la inseguridad vivida a la hora de realizar nuestra labor asistencial.

Nos cuesta reconocer nuestro sentimiento de miedo o ansiedad ante situaciones cotidianas. Parecería como si no tener miedo, no tener dudas, no parecer vulnerable, no mostrarse inseguro, no admitir limitación, fuera sinónimo de ser un buen profesional.

El que se atreve a descubrir su miedo muestra a los demás su fragilidad, con lo cual a veces siente vergüenza, e incluso culpabilidad o pequeñez. Quien logra aceptar que el miedo y la ansiedad le pertenecen, parece sentir la necesidad de mentir o de ocultarse. Dice Colombero: «Nosotros somos los primeros a los que tenemos necesidad de mentir, pero somos también los más difíciles de engañar en el sutil juego de las máscaras, porque conocemos el juego, ya que somos actores y espectadores»[8]. Quizá sería bueno que reconociéramos que «el más mezquino de todos los miedos es el miedo al sentimiento»[9].

8. G. Colombero, *De las palabras al diálogo: Aspectos psicológicos de la comunicación interpersonal*, San Pablo, Bogotá 1993, 55.
9. J. Powell, *¿Por qué temo decirte quién soy?*, Sal Terrae, Santander 2021, 57.

Los nombres de los miedos en salud

Algunos de los miedos que nos invaden y algunas de las posibles causas de nuestra ansiedad son los siguientes:

Miedo a la muerte

Uno de los miedos más intensamente experimentados en el ejercicio de las profesiones de salud es el que nos produce la muerte de los pacientes; sea la muerte efectiva o la prevista. El tono que este miedo adquiere, a veces lo manifestamos, y en otras ocasiones nos defendemos de él con el escudo de la aparente indiferencia y de la rutina o ritualización de los comportamientos. Nos volcamos en una excelente e importantísima labor asistencial al paciente moribundo, centrándonos en sus necesidades físicas, pero nos olvidamos de él como ser humano.

Nuestro comportamiento se vuelve frío, impersonal y mecánico respondiendo a un sentimiento de angustia que despierta en nosotros la muerte cercana.

Intentamos negarla para que nos parezca menos molesta y terrible, y evitamos verla como posibilidad real para nosotros mismos. El aceptar que también yo me moriré lo vivo como algo realmente aterrador porque supone no solo uno de los procesos más difíciles de afrontar para cualquier individuo, sino también aceptar la propia finitud, aceptar la destrucción del propio ser, y esto no lo puede tolerar mi mente.

Miedo al fracaso

Para todos es agradable y beneficioso llevar a cabo con éxito aquello que nos proponemos, pero también es verdad que no hay mejor manera de amargarse la existencia que pretender alcanzar el éxito absolutamente en todo lo que hacemos. Así, leemos el fracaso como ineptitud y falta de valía. Hay toneladas de desprecio cuando afirmamos que alguien es un fracasado, y una escasísima autoestima cuando no sabemos asimilar nuestros fracasos.

La simple posibilidad del fracaso provoca una profunda ansiedad y miedo, al igual que la absurda manía de exagerar las consecuencias de aquel.

El no aceptar el riesgo de algo que no tenemos certeza de conseguir alimenta nuestros miedos, que pueden paralizarnos. Creer que no podremos soportar un fracaso nos lleva a evitar toda acción cuyo resultado no esté perfectamente asegurado.

Nuestro trabajo, con frecuencia, es frustrante: enfermedades incurables, resultados negativos, esfuerzos que parecen inútiles, críticas, falta de reconocimiento por parte de los pacientes, familiares, superiores... A veces somos tratados realmente mal por ellos. Hay quien habla de «hemorragia» en nuestro trabajo para referirse a cómo nos vamos desgastando en el ejercicio de la profesión.

Miedo a mostrarnos como somos y a la opinión de los demás

Otro miedo que nos afecta a las personas en general, pero que se pone de manifiesto en la relación con el enfermo es el miedo a mostrarnos como somos, sintiéndonos a gusto nosotros mismos. Nos da miedo parecer ilusos, ridículos, engreídos, inseguros o maravillosos.

Recibir de los compañeros indiferencia, incomprensión, disgusto, enfado o risa... nos da miedo. Tememos que los demás no puedan pensar bien de nosotros. Manifestar emociones sigue siendo igual a debilidad. La opinión de los demás nos sigue importando demasiado, y por eso nos cuesta cambiar y arriesgar. En este sentido, modificar nuestras actitudes y ser más asertivos requiere altas dosis de osadía y atrevimiento.

Miedo a la verdad

Explorando más, creo que hemos de reconocer que nos acecha el miedo a la verdad. Me refiero al miedo a la verdad del enfermo, al diálogo en la verdad y a la verdad de nosotros mismos.

Nos afecta el miedo a la verdad porque la mentira, aun cuando esté justificada, nos evita al menos la responsabilidad de acoger la angustia y acompañar a manejarla. Esto justifica que seamos cómplices, en ocasiones, del pacto de silencio[10].

El miedo a la verdad se traduce, a veces, en la relación con el paciente, en miedo al silencio. Leer este miedo, darle nombre concreto y ponerle apellidos creo que significa reconocer que el silencio castiga más al corazón que al oído y que con frecuencia nos evoca la profundidad y el carácter misterioso de la relación del paciente grave con la muerte. En efecto, «el coloquio con la muerte es de una intimidad extraordinaria y se lleva adelante con un estilo reservado que hoy es más bien raro. Lo que el hombre y la muerte se susurran no lo oye nadie más, sino solo los dos interlocutores, que saben mantener el secreto de este diálogo»[11]. Además, el silencio puede evocar el secreto diálogo con la muerte deseada por el paciente como liberación, que nos asusta porque nos evoca nuestros secretos deseos de terminar con todo en los momentos en que no controlamos y nos sentimos hartos.

Miedo al enfermo

Creo que podemos dar nombre también al miedo que nos producen algunos enfermos en concreto, porque algunas personas (gitanos, drogadictos, alcohólicos, etc.) o enfermeda-

10. L. V. THOMAS, *Antropología de la muerte*, FCE, México 1983.
11. W. NIGG, *La morte dei giusti: Dalla paura alla speranza*, Città Nuova, Roma 1990, 106, 47.

des (sida) siguen siendo «mala gente» o una «amenaza» que puede traducirse en la revelación ante mis ojos de lo que de diferente hay en ellos y me remueve por dentro mis propias incoherencias y diferencias o desviaciones.

Tenemos miedo a entrar en su mundo porque, si caemos en la simple simpatía (en su sentido etimológico) y no sabemos separarnos debidamente, podemos quedarnos en la identificación emocional y quemarnos.

En todo caso, quizá sea mejor apuntarse a la lista de los que dicen tener miedo que a la de aquellos que no reconocen sus propios miedos e inseguridades. Tener miedo y no avergonzarse de ello parece más humano.

Cuestiones para la reflexión y el trabajo en grupo

- A la luz de las reflexiones anteriores sobre los miedos en los profesionales de salud, comentar y personalizar cómo se viven y en qué medida.
- Un modo de reaccionar ante las amenazas que producen miedo es defenderse mediante diferentes mecanismos. Identificar los mecanismos de defensa más comunes utilizados a nivel personal; por ejemplo: la huida, la desdramatización, la negación, el retraso en la atención a ciertos pacientes, la proyección de juicios...
- Comentar cómo podemos manejar sanamente nuestros miedos ante el sufrimiento, ante la muerte, ante nuestra imagen amenazada.

Entrevista

El miedo de Teresa

Una joven profesional entra, como tantas veces, en la habitación de Teresa, una mujer de 55 años, ingresada desde hace una semana con malestar general, dolores y, ante la sospecha de una leucemia, en espera de una punción lumbar. He aquí un fragmento de la conversación que tiene lugar entre ambas:

A.1 Esta mañana me ha dicho el médico que mañana me harán una punción lumbar.

B.1 Sí, ya lo han anotado, no se preocupe.

A.2 No sé qué hacer... Tengo mucho miedo de la punción lumbar. No sé... ¿Hay que hacerla necesariamente? ¡He sufrido ya tanto! (*Se la ve inquieta*).

B.2 Teresa, no creo que sea especialmente dolorosa; así que no debe tener miedo. Me lo han dicho los otros pacientes.

A.3 En realidad... no es tanto la prueba. Es que estamos mi marido y yo solos; no tenemos hijos. Si me pasara algo, mi marido se quedaría solo en el mundo. Y esta idea no la puedo soportar...

B.3 ¿Esta noche vendrá su marido a verla?

A.4 Sí, como todos los días. No sé si no tendríamos que hablar con el médico...

B.4 Sí, Teresa, yo en su lugar lo haría. Ya verá como él le ayuda...

(*Entra otra paciente en la habitación y Teresa hace ver que no quiere hablar más*).

Cuestiones para la reflexión y el trabajo en grupo

- Teresa tiene miedo y lo verbaliza. La profesional no ha acogido este sentimiento. Detenerse y analizar particularmente las intervenciones B.2 y B.3.
- Intentar sustituir las intervenciones de la profesional por otras que pudieran denotar una mayor capacidad de acogida incondicional del mundo emotivo y, por tanto, mayor competencia emocional por parte de la ayudante.

Entrevista

Hablando con una enferma mental

Esta conversación la mantienen durante el turno de noche en una unidad de Psiquiatría una profesional y una enferma que padece psicosis depresiva. La conversación se desarrolla en el vestíbulo de la unidad. Marta tiene 35 años. Sus padres murieron por procesos cancerígenos. Sus dos hermanos están ingresados en otro hospital psiquiátrico. Cuando era adolescente fue violada varias veces. Es la una y media de la madrugada y ella está sentada en una silla, mientras que yo estoy en el control, de pie y a unos metros de distancia.

A.1 ¡Hola, Ana! Buenas noches.

B.1 ¡Hola, Marta! ¿Cómo te encuentras hoy?

A.2 Bien. ¿Han puesto de mí algo malo? (*En ese momento estoy leyendo el parte*).

B.2 No.

A.3 Seguro que han puesto todo lo que he hecho mal. Pero ¿a que no han puesto que he dejado la habitación recogida?

B.3 Lo estoy leyendo. No pone nada de ti. (*Miento*).

A.4 Bueno, dame un cigarrillo. (*Se lo doy. Me da las gracias y se va. Al rato viene a buscarme. Se sienta en una silla*). ¿Sabes? No me pienso acostar con las viejas.

B.4 ¿Qué te han hecho para que no te quieras acostar?

A.5 (*Con mucho desprecio*). Me dan asco. (*Seguidamente dice muy enfadada y en voz alta*): No sé si se llama Javier A. o Javier D. (*Dice también los apellidos y vuelve a subir el tono de voz*). Yo no estoy casada con ese hombre; le odio a muerte; es más, le deseo la muerte; ese tío es el diablo. (*Todo esto lo dice con un gran desprecio hacia esa per-*

sona; yo la escucho, se produce un silencio; ella espera a que yo diga algo). ¿No te crees lo que estoy diciendo?

B.5 Si tú lo dices, será verdad. Claro que te creo. Pero ¿cómo van a pasar estando yo aquí?

A.6 Tú no los ves, pero yo sí. (*Silencio*). Le conozco desde los diecinueve años. (*Se queda pensativa y en voz alta dice*): ¡Que se muera! (*Algo más tranquila*). Se ha operado de la nariz. Era horrible y sigue siendo horrible. Se ha hecho la cirugía estética. Solo ha estado con los indios y así va, descamisado y sucio.

B.6 Según lo que estás diciendo, debe dar miedo encontrarse con él.

A.7 (*Me mira*). ¡No lo sabes bien! Solo quiere casarse conmigo. Me voy a casar con uno que se ha hecho la cirugía estética, ¡con un gitano! Siempre me ha dado asco, desde que le conocí. (*Se queda pensativa y tarda en hacerme la siguiente pregunta*). ¿Tú crees que me ha dejado embarazada?

B.7 No, pero tú lo debes saber mejor que nadie. (*Largo silencio*).

A.8 España está acabada. Ya verás como hay una guerra.

B.8 ¿Por qué dices eso?

A.9 No hay más que crímenes. Yo no soy capaz de matar con una navaja; con un 38 especial sí. Primero a Javier. Es un médico psiquiatra. (*Me mira*). ¿Tú crees en los psiquiatras?

B.9 Sí.

A.10 Pues yo no. A mí me quieren hipnotizar. (*Se queda pensativa*). ¿Tú crees en la hipnosis?

B.10 No.

A.11 ¿Crees que con gafas me pueden hipnotizar?

B.11 Puedes estar tranquila, que no hay ningún problema.

A.12 Pues me las voy a poner mañana. (*Se queda mirando sus manos*). Yo tengo manos de virgen; he sufrido y estoy sufriendo mucho. (*Se queda mirándome*). ¿Tú sabes cómo me levanto? Me levanto muerta, de 5 o 3 de tensión. (*Muy angustiada*). Por las mañanas tengo demonios en el cuerpo. (*En voz alta*). Me voy a suicidar, te lo juro; no sé cómo, pero me voy a suicidar.

B.12 ¿Por qué te quieres morir?

A.13 (*Con lágrimas en los ojos*). No quiero vivir en esta vida. Yo quiero ser libre, como cuando vivía en Suiza.

B.13 Yo confío en que tú serás libre.

A.14 Mi inteligencia es virgen. (*Mira hacia un punto fijo*). Mi vida ha transcurrido en un infierno. Solo he sido feliz nueve meses. No hablo con nadie en todo el día y si hablo algo es con alguna auxiliar, pero no me hacen ni caso. ¡Esto es un infierno! (*Muy enfadada, habla mal del personal*).

B.14 Pero conmigo sí hablas.

A.15 Ahora estoy hablando contigo y me gusta. Tú no tienes la culpa, tú sí me escuchas.

B.15 A mí también me gusta que hables conmigo.

A.16 Tú me ayudas, pero es un rato. (*Llora*). Necesito a alguien que me comprenda.

B.16 Claro que te comprendemos y queremos ayudarte.

A.17 (*Llora angustiada*). El mundo entero me ayuda a sufrir. ¿Qué están haciendo de mi persona? No tengo a nadie.

B.17 (*Me siento cerca de ella y la miro*). Marta, no estás sola. Tienes a tus hermanos y a mucha gente que te quiere.

A.18 Tengo a dos hermanos, pero como si nada. (*Me cuenta la situación en la que se encuentran sus hermanos, ingresados en otro hospital psiquiátrico, cosa que ya sé*). La gente me quiere por el interés. ¡Ojalá me muera! ¡Necesito que me hagan la eutanasia! (*Angustiada*). Yo no quiero llegar a vieja.

B.18 (*Muy cercana, la miro y se tapa la cara con las manos. Llora*). Tranquilízate, Marta; aún sigues siendo joven. Entiendo lo mal que lo estás pasando, y en lo que podamos te vamos a ayudar.

A.19 No me importa que no me quiera nadie. Yo solo quiero que me respeten y que me traten con cariño, pero sobre todo con respeto. (*Silencio*). Ana, ¿tú me quieres?

B.19 Sí, por supuesto que te quiero y te comprendo y deseo que seas libre y feliz. (*Silencio. Luego va a la habitación, me trae unos dibujos que ha hecho y que reflejan lo que está viviendo. Me da dos, uno de cuando tenía siete años y el otro de cuando fue a Suiza. Se muestra contenta. Le doy las gracias y continúo mi trabajo*).

Cuestiones para la reflexión y el trabajo en grupo

- En esta conversación encontramos a la profesional acompañando en un diálogo a una enferma mental que no razona con lucidez. Reflexionar sobre la oportunidad de sus intervenciones. Argumentar las opiniones al respecto.
- Hablar con enfermos mentales, sobre todo para quien no está adiestrado, produce sentimientos de particular incomodidad y deseo de huir. Ana, la ayudante, no ha

huido. Explorar los propios sentimientos experimentados en situaciones que tengan algún parecido con la presentada aquí.

Hoja de trabajo

Elaboración del duelo. Relación de ayuda en situaciones de separación[12]

Las separaciones hacen que se experimente en la vida el sabor de la muerte. Y, sin embargo, no hay vida sin separaciones, desde la separación del cuerpo materno al nacer hasta la definitiva del propio cuerpo, que se verifica en la muerte, a las que hay que añadir las separaciones de los padres y las de estos de sus hijos, en un proceso normal de crecimiento que concluye con la autonomía y la independencia. La existencia de cada uno se ve acompasada por una secuencia ininterrumpida de separaciones: queridas o impuestas, fisiológicas o traumáticas, trágicas o benéficas.

Los protagonistas solicitan en algunas separaciones como estas la intervención profesional de quienes, con diferente título, ofrecen relaciones de ayuda. La tarea principal de un profesional de relación de ayuda ¿consiste en acallar, con los medios a su disposición, el dolor de la separación para hacerlo tolerable? Y si queremos dar a la cuestión la forma de un dilema: ¿debe tenderse a eliminar el dolor de la separación o a elaborarlo en sentido psicológico/espiritual? Las separaciones son sinónimo de sufrimiento. Separarse de alguien o de algo hace sufrir. El dolor moral por la pérdida de algún objeto querido es una variable personal. No todos lo sienten en las mismas situaciones y con la misma intensidad.

12. S. SPINSANTI, en VV. AA., *Le separazioni nella vita*, Cittadella, Assisi 1985, 7-13.

La tentación del acercamiento humanista –nota Daniel Widlöcher– consiste en «dulcificar las separaciones, especialmente la más angustiosa de todas, la muerte, con una especie de nueva religión, la del acercamiento psicológico, filosófico, que niega la angustia existencial».

Especialmente en relación con la última separación, la de la muerte, es inevitable preguntarse: ¿se prepara mejor a ella potenciando la capacidad de estar solos o la capacidad de estar en compañía? ¿O no podría ser esto un falso dilema y la respuesta consistir en hacer posible una experiencia que incremente simultáneamente esas dos capacidades?

El profesional que se ve implicado en una relación de ayuda puede tal vez plantearse la pregunta concreta de si favorecer o contrastar las separaciones. La angustia de la separación puede llevar, de hecho, a agarrarse desesperadamente al objeto amado. Pues bien, si separarse duele, quizá no separarse duela más. No separarse es un capítulo importante del «arte de hacerse infelices». Es verdad que el tiempo, como afirma la sabiduría popular, cura heridas y dolores causados por la separación, pero quien quiera ser infeliz que no se desanime: ¡hay muchos medios para protegerse de este efecto del tiempo!

Cuando queremos ahorrarnos el «esfuerzo de la separación», se echan solo los cimientos para acomodaciones malsanas con la realidad, fuente de sufrimientos posteriores. En una sociedad que no sabe ya ofrecer las categorías conceptuales y los modelos de comportamiento para elaborar el duelo, en todas sus dimensiones, los profesionales de las relaciones de ayuda pueden ser llamados cada vez más frecuentemente a afrontar las consecuencias patológicas de separaciones no acontecidas. En vez de evitar las separaciones, o de esconderlas como la basura bajo la alfombra, hay que aprender a elaborarlas. La tarea terapéutica asume aquí una dimensión sapiencial, o al menos pedagógica: enseñar –no en abstracto, sino en una relación vivida– el arte de separarse, correlativo con el arte de encontrarse. Lo que al final resulta es un ritmo adecuado de vida, hecho de tiempos de acercamiento y tiempos de alejamiento. Hay un tiempo para todo bajo el cielo, como dice el Eclesiastés: «Un tiempo de abrazar y un tiempo de separarse, un tiempo de buscar y un tiempo de perder, un tiempo de guardar y un tiempo de tirar» (Ecl 3,5-6).

Entrevista

Urgencias: Acompañando a su madre. Cuando unos profesionales pueden ayudar a otros

La siguiente conversación la escribe un agente de pastoral –un capellán– que trabaja en el hospital, muy interesado por el apoyo espiritual (no solo religioso) de los enfermos y trabajadores. Presentamos esta conversación como ejemplo de situación difícil en la que los profesionales de la salud pueden ser apoyados por otros.

Voy a Urgencias para saludar al personal de noche antes de ir a acostarme. Son las 10.30 de la noche. Hay movimiento de gente. Cuando estoy a punto de marcharme, llega una ambulancia con la sirena encendida. Todos se acercan veloces. Es un joven de 20 años que ha tenido un accidente de carretera. Lo llevan a una de las salas, pero desgraciadamente ya no hay nada que hacer: el joven ya ha muerto.

Un silencio profundo reina en Urgencias. Las miradas amargas del personal son demasiado elocuentes.

Los voluntarios de la ambulancia explican cómo ha sucedido el accidente e informan de que los padres del muchacho han sido avisados por la policía. Uno de los profesionales me invita a quedarme diciéndome:

A.1 Aquí se prepara una tragedia. Tu presencia será muy útil. Por favor, quédate. (*El cuerpo del joven, limpio de la sangre y del barro, en respetuoso silencio es envuelto en una sábana y depositado en una habitación. Después de unos veinte minutos llega su madre, acompañada por un vecino de casa. Su padre está en el trabajo*).

B.1 (*Veo llegar a una mujer muy agitada. Intuyo que se trata de la madre de Roberto. Invito al médico y a los otros profesionales a acercarse a ella*).

C.1 (*Muy agitada y preocupada*). ¿Dónde está mi hijo? Me ha llamado la policía. Me han dicho que ha tenido un accidente y que está aquí.

D.1 (*El médico, muy delicado y con aire de embarazo*). Buenas noches. Su hijo está aquí. Le han traído en ambulancia hace unos veinte minutos. (*Pausa. Después, con mirada humana, sigue*): Desgraciadamente, le tengo que dar una mala noticia. No hemos podido hacer nada por su hijo. Cuando ha llegado ya había muerto.

C.2 ¡Muerto! (*Primero con voz apagada, los ojos perdidos y una cara cada vez más pálida. Luego con una voz enérgica*): ¡No! No puede estar muerto mi Roberto.

D.2 Desgraciadamente, no hemos podido hacer nada. Ya estaba muerto. (*Un silencio invade toda la sala de Urgencias*).

C.3 (*Explota con un grito*). ¡No, no, no puede ser verdad! ¡Decidme que no es verdad! (*Empieza a llorar fuertemente*).

B.2 (*En este momento me acerco y le pongo la mano en el hombro. El vecino contiene las lágrimas con trabajo. No sabe qué hacer o decir. El médico se queda un momento, mientras el silencio es roto por los lloros de la madre*).

D.3 La acompaño en el sentimiento, señora. Ahora me tengo que ir porque otros enfermos me esperan. La dejo con el capellán y el enfermero. (*Se marcha*).

C.4 (*Continúa llorando. Después de un rato dice*): ¿Puedo verle?

A.2 (*Muy tenso*). Sí, podemos ir. Venga por aquí. (*El triste cortejo está compuesto de cuatro personas: la madre, el vecino, el enfermero y el capellán. Vamos por un pasillo de Urgencias ocupado por pacientes en espera de visita. Han intuido la desgracia y siguen con la mirada el fatigoso caminar de la madre, casi olvidados de sus males. Llegamos a la habitación donde está el cuerpo de Roberto. Su madre, apenas se abre la puerta, parece haber recobrado nuevas energías. Corre hacia su hijo, lo descubre y dice*):

C.5 ¡Roberto, Roberto, hijo mío! (*Se le echa encima, llora, lo besa*). Despierta, ¡respóndeme!, ¿no me oyes? Soy tu madre. (*Le da con las manos en la cara y con voz enérgica dice*): Ahora, déjate de bromas. ¡Respóndeme!

(*Me acerco. Siento mi corazón lleno de tristeza y me cuesta no llorar. No quiero agravar la situación. Me quedo en silencio. La madre sigue llorando*).

C.7 (*Mirándome*). ¡Pero está muerto! No respira. Está frío. ¡Dios mío, Dios mío! ¿Por qué me haces esto a mí? Mi Roberto. Mi único hijo. (*Desfallece*).

A.3 Sentémosla aquí.

C.8 ¡Dios mío! Me da vueltas la cabeza. (*Llora. Luego, en voz baja, dice*): Mi Roberto... Me quiero morir yo también. Ahora la vida ya no tiene sentido. No. Esto no me lo tenías que haber hecho, Roberto. ¿Por qué me has dejado? Y tú, Dios, ¿por qué lo has permitido? (*La voz revela un sentimiento de impotencia, de dolor, de frustración... Pausa*).

B.4 Debe ser muy duro para usted encontrarse en una situación como esta. Nunca se lo habría imaginado.

C.9 Sí. Esto sí que no me lo esperaba. Pero ¿por qué mi hijo? Era un buen chico, muy bueno. ¿Por qué Dios no se ha llevado a un drogadicto? ¿Por qué a él? Pero, además, ¿por qué no han ido enseguida? Le podrían haber salvado.

B.5 Dios le parece injusto y siente mucha rabia contra él y contra los que no han podido salvar a su hijo. ¿Verdad?

C.10 Sí, eso mismo. (*Silencio*). Si no le hubiera dejado el coche no le habría pasado esto. No habría muerto.

B.6 Le da rabia haberle dejado el coche...

C.11 Sí. Bastaba que hubiera ido al cine con él. No habría pasado esto. Y pensar que...

B.7 Y pensar que...

C.12 Ya no le tendré más. (*Llora*). Todos mis sueños, mis proyectos se han perdido. Ahora ya no me queda nada. Estaré sola.

B.8 Es como si su mismo futuro se hubiera perdido y la soledad le da miedo.

C.13 Sí. Es como si me hubieran cortado las piernas. Ahora me quedan solo mi marido y me fe en Dios. Espero que él me ayude. (*Pausa*).

B.9 Me parece que tiene mucha confianza en Dios. ¿Quiere que recemos juntos?

C.14 Sí, recemos por mi Roberto y para que Dios me ayude a pasar este trago tan amargo.

B.10 (*Digo una oración*).

C.15 Gracias, padre, por su comprensión y por su tiempo. Ahora siento el corazón menos pesado. Ahora puedo irme a casa para preparar a mi marido.

(*Todos salimos. La madre da otro beso a su hijo y, con la mirada triste y llena de lágrimas, deja la habitación. También nosotros nos despedimos con voz apagada, casi temerosos de molestar el inmenso dolor de la madre*).

Cuestiones para la reflexión y el trabajo en grupo

- Esta conversación donde la situación es dramática presenta numerosos aspectos positivos, dentro de lo difícil que es ayudar a una persona ante el impacto que acaba de recibir. Comentar el estilo relacional releyéndola, tanto por lo que se refiere al profesional como por lo relativo al capellán.
- Los profesionales de la salud encuentran situaciones en las que sería de gran ayuda el apoyo de un asistente espiritual que tenga la capacidad de escucha y acompañamiento que ha mostrado este. Compartir las reflexiones que surjan en torno a esto.
- El manejo de los sentimientos en este caso es particularmente complejo por su intensidad. Reflexionar sobre las pistas que se intuyen que puedan ser útiles para un buen acompañamiento profesional.

Entrevista

Un compañero acaba de morir

Nada más llegar al hospital, me comunican que acaba de morir un paciente que estaba en semicoma desde hace unas tres semanas. Me dicen en qué planta está y que hay mucho jaleo porque están sus familiares, llegados de fuera. Pienso que quizá es mejor ir a ver a los familiares para ofrecerles mi presencia. A algunos de ellos, incluida la madre del fallecido, ya los había visto en otras ocasiones.

Una voluntaria, que parece muy enfadada, me dice: «Vamos a ver, no me parece justo que dejéis a aquel chico en la habitación; está desesperado. ¿Pero es que antes no llevaban a los enfermos a otra habitación cuando había uno muy grave o que estaba muriendo?».k Al oír esto pienso que quizá la persona más necesitada de apoyo sea él; de hecho, los familiares del difunto eran seis o siete y se estaban apoyando mutuamente, mientras que el chico al que había hecho referencia la señora estaba completamente solo.

Apenas entro en el control, veo a dos personas que sujetan de los brazos a una mujer mayor (la madre del fallecido), y el médico, que está allí presente, ordena al personal que le den unas gotas de Valium.

Hay mucha confusión en la planta. Algunos lloran en el pasillo y se lamentan en voz alta. Voy a la habitación de dos camas, donde hace una media hora ha muerto este joven. Tiene todavía el suero conectado al brazo y la sonda nasogástrica y vesical. Hay una mampara que debería servir para esconder de los ojos del otro paciente al difunto. Entran y salen varios familiares y se oye al otro chico, que está llorando.

Me paro unos instantes a los pies de la cama donde yace el cadáver y me acerco a la cama del joven que está llorando desconsoladamente. También él es muy joven –aparenta unos 23-25 años– y tiene el suero en el brazo izquierdo, mientras que el derecho está cubierto por las sábanas. Su cuerpo me parece muy rígido. Llora y tiene los ojos cerrados. Parece tener miedo a abrirlos. Las lágrimas le caen en abundancia.

De vez en cuando, mientras llora, se lamenta. Está pálido, tiene la barba bastante larga y el pelo oscuro, muy desordenado y mojado de sudor. Le faltan varios dientes. Alrededor del cuello tiene un par de cadenas de oro y en una de estas el crucifijo. En la mesilla hay varias botellas de zumo de fruta, un termómetro y varios botes de análisis.

Me acerco y apoyo mi mano sobre el brazo en el que tiene el suero. Él siente la presión de mi mano y abre los ojos. Me mira un instante y después cierra los ojos y sigue llorando como un niño desesperado. Espero un poco. Continúo con la mano apoyada en su brazo. Después de medio minuto, abre los ojos y me mira fijo.

A.1 Me parece que la muerte de Pedro te ha impactado mucho.

B.1 Sí... Era mi amigo. (*Lo dice llorando y en ese momento un auxiliar se asoma por detrás de la mampara y, mirando a Luis, con una sonrisa irónica dice: «Sí, amigo... Pero si hace solo dos días que le conocías»*).

Pero ¿de qué te ríes? (*Está enfadado y quizá hubiera querido añadir alguna que otra palabra...*). Sí, era mi amigo, hace más de un año y medio que nos conocíamos. Hemos estado ingresados varias veces juntos. (*Vuelve a llorar*).

A.2 Cierto, tiene que ser muy triste ver a un amigo morir así. (*Cojo un clínex que hay en la mesilla y le invito a limpiarse la nariz y a secarse las lágrimas. Él me mira, permanece inmóvil y parece que no puede mover el otro brazo que tiene debajo de las sábanas*). ¿No puedes mover ese brazo? (*Me mira un poco sorprendido y confundido, como si hubiera olvidado que tiene otro brazo y que lo puede mover*).

B.2 Ah, sí, sí. Lo puedo mover. (*Saca el brazo de debajo de las sábanas –tiene tres pulseras doradas en la muñeca– y coge los pañuelos que le ofrezco. Se suena la nariz y sigue llorando*).

A.3 Es triste perder a un amigo...

B.3 Ya lo creo, ¡y si supieras cuántos amigos míos han muerto así! En este último año, casi treinta! (*Vuelve a llorar, pero ahora más relajado; poco a poco se va calmando y de hecho va dejando de llorar*).

A.4 ¿Cómo te llamas?

B.4 Luis. (*Me mira fijamente; parece que solo ahora se dé cuenta de mi presencia*).

A.5 Soy Rosa. He estado fuera una temporada. ¿Cuándo ingresaste?

B.5 Hace tres días, pero he estado ingresado aquí otras veces, en otra planta. Quiero recuperarme pronto para volver a casa, porque tengo una niña, ¿sabes? Es muy guapa. Tiene tres meses y medio (*mientras dice esto se le iluminan los ojos y una sonrisa despunta en sus labios*).

A.6 Ah, sí, ¿cómo se llama?

B.6 María Luisa, como yo, Luis... María Luisa.

A.7 ¡Qué nombre más bonito! María Luisa... Supongo que la querrás un montón.

B.7 Sí, yo vivo por ella, tengo que volver a casa porque me tengo que preocupar de ella.

A.8 ¿No está su madre con ella en casa?

B.8 Sí, pero yo quiero salir de aquí cuanto antes porque también ella me necesita. Ella no trabaja, ¿sabes? Yo cobro solo 800 euros de pensión y no me llega.

A.9 Ya hoy día no se puede mantener una casa, una familia solo con 800 euros al mes (*En este momento el padre de Pedro, el fallecido, se acerca a Luis y le regala una baraja de cartas de su hijo, diciéndole que le deja también la hamaca en la que se quedaban los familiares por la noche. Lo saluda y se va. Coloco las cosas en la silla y noto que a Luis le cuesta tener los ojos abiertos. Se ve que está muy cansado*).

Luis, veo que estás muy cansado. Te voy a dejar para que puedas dormir un poco. Nos veremos dentro de un par de días.

B.9 Sí, estoy muy cansado, estoy agotado, porque esta noche no he dormido. (*Mientras lo dice, veo que gira la cabeza e intenta ver a Pedro, que está todavía en la habitación, detrás de la mampara. Justo en estos momentos entran los camilleros para llevárselo. Decido quedarme. Luis tiene los oídos atentos, sigue todos los ruidos y cada palabra que pronuncian los camilleros... Me parece entender que está muy ansioso por saber lo que está sucediendo al otro lado de la mampara*).

A.10 Ahora se lo van a llevar al mortuorio... (*Lo veo conmovido. Los camilleros sacan a Pedro y la mampara*). Luis, ¿estás más tranquilo?

B.10 Sí. Gracias. Esto era un infierno. Gracias por estar conmigo.

A.11 De nada. Luego volveré a verte. (*Me despido apretándole la mano y él me la aprieta también, cerrando los ojos y asintiendo con todo el rostro*).

Cuestiones para la reflexión y el trabajo en grupo

- En este encuentro la profesional de la salud ha dedicado su atención a un paciente que está bajo el fuerte impacto emocional de la muerte de su compañero y amigo aquejado de la misma enfermedad, con todo el significado que ello tiene. En lugar de realizar tareas centradas en técnicas se ha centrado en el apoyo emocional. Comentar este hecho y el estilo como lo ha efectuado.

- Los sentimientos de la profesional los desconocemos, pero seguramente no habrá estado tampoco libre de emociones. Comentar los sentimientos experimentados en situaciones semejantes a esta y las pistas para la relación de ayuda.

Ejercicios

El loco y el barquero

– El siguiente ejercicio se propone para trabajar sobre la aceptación incondicional en el sentido de ausencia de juicio moralizante. Se hace como sigue: leer la siguiente historieta y seguir las indicaciones. No leer las indicaciones más que en el momento adecuado del proceso.

«Una mujer joven, casada, cuyo marido pasa mucho tiempo fuera de casa por viajes de trabajo, se deja enamorar por un hombre que vive en la otra parte del río, comunicada por un puente y un barquero. La mujer, una noche que su marido está de viaje, incitada por el hombre, atraviesa el río y pasa la noche con él. A la mañana siguiente decide volver a su casa antes de que su marido vuelva del viaje. En el puente se encuentra con un loco que le impide el paso, amenazándola con matarla. Se dirige al barquero, a quien le cuenta su situación, y este se niega a pasarla si no es pagando el importe del servicio. La mujer se dirige al amante para pedirle dinero y poder cruzar el río y volver a casa, pero este se lo niega sin ninguna explicación. Entonces la mujer va a casa de un amigo suyo que vive en la misma parte del río, el cual siempre ha admirado con amor platónico, pero nunca correspondido, a la mujer. Le explica todo lo que le pasa y, defraudado por su comportamiento, le niega el dinero que necesita para atravesar el río. La mujer, muy preocupada por el regreso de su marido, decide intentar atravesar el río por el puente arrostrando la amenaza del loco. En el intento, el loco la mata».

Invitar a los miembros del grupo (o hacerlo personalmente) a ordenar los personajes según su responsabilidad moral o culpabilidad en la muerte de la mujer y poner al lado la razón.

Personajes: Mujer / Marido / Amante / Loco / Barquero / Amigo.

En grupos de cuatro o cinco, comentar cuanto se ha hecho y explicar las razones del orden adoptado.

En asamblea, explicar lo sucedido en el grupo mientras se compartía el propio criterio. Plantear al grupo abiertamente las siguientes cuestiones: ¿En qué medida se ha dado aceptación incondicional en el trabajo individual y en el trabajo por grupos o ha habido más bien una tendencia a imponer el criterio propio o a moralizar sobre el comportamiento de la mujer al cruzar el río, en lugar de centrarse en la responsabilidad moral de la muerte?

Escribir en una tercera columna la palabra contraria a la razón por la que se atribuye más o menos responsabilidad al personaje. Esta es una escala de valores personal.

Ayudar al grupo a ver cómo cada uno de los personajes representa un valor, como la fidelidad, la dedicación-atención-presencia, la conquista afectiva del otro, la cordura, el dinero, la amistad.

– Leer el cuento siguiente en el grupo:

Los anteojos de Dios

Este relato nos cuenta lo que ocurrió a un empresario que acababa de fallecer y, camino del cielo, esperaba encontrarse con el Padre Eterno para asistir a su juicio final, un proceso sin trampas y con la verdad al descubierto. Él no iba nada tranquilo, porque en su vida había hecho muy pocas cosas buenas. Mientras llegaba al cielo, iba buscando en su conciencia, ansiosamente, recuerdos de las cosas valiosas que había hecho en su vida, pero pesaban mucho sus años de explotador y usurero. Había encontrado en sus bolsillos algunas cartas de personas a las que había tratado de ayudar y pensaba presentárselas a Dios, como testimonio de sus pocas buenas obras. Llegó por fin a la entrada principal –muy preocupado, no lo podía disimular–. Se acercó despacio y le extrañó mucho ver que allí no había cola para entrar ni nadie en las salas de espera. Pensó: «O aquí vienen muy pocos clientes o les hacen entrar enseguida...».

Avanzó más adentro, y su desconcierto todavía fue mayor al ver que todas las puertas estaban abiertas y no había nadie para vigilarlas. Golpeó una puerta con el puño. Nadie contestó. Dio una palmada y nadie salió a su encuentro. Miró hacia dentro y quedó maravillado de lo hermosa que era aquella mansión, pero allí no se veían ni ángeles ni santos ni doncellas vestidas de luz. Se animó un poco más y avanzó hasta llegar a una puerta de cristales. Y nada. Se encontró exactamente en el mismo centro del paraíso sin que nadie se lo impidiera. «¡Aquí todos deben de ser gente honrada! ¡Mira que dejar la puerta abierta y sin nadie que vigile...!».

Poco a poco, fue perdiendo el miedo y, fascinado por lo que veía, se fue adentrando en los patios de la gloria. Aquello era precioso. Como para pasarse una eternidad mirando el mismo lugar. De pronto, se encontró ante algo que tenía que ser el despacho de alguien muy importante. Sin duda, era la oficina de Dios. Por supuesto que también estaba la puerta abierta de par en par. Titubeó un poquito antes de entrar. Pero en el cielo todo termina por inspirar confianza; así que penetró en la sala y se acercó al escritorio, una mesa espléndida. Sobre ella había unos anteojos, que él comprendió que debían ser los anteojos de Dios. Nuestro amigo no pudo resistir la tentación de echar una miradita hacia la tierra con aquellos anteojos. Fue ponérselos y caer en éxtasis. «¡Qué maravilla! Si desde aquí, con estas gafas, veo toda la tierra...».

Con aquellos anteojos se lograba ver toda la realidad profunda de las cosas sin la menor dificultad, las intenciones de las personas, las tentaciones de los hombres y de las mujeres. Todo estaba patente ante sus ojos. Entonces se le ocurrió una idea. Trataría de buscar desde allá arriba a su socio, que sin duda estaría en la empresa donde ambos trabajaban: una especie de financiera, desde donde practicaban la usura y hasta el robo, en muchas ocasiones. No le resultó difícil localizarlo, pero lo sorprendió en un mal momento. En aquel preciso instante, su colega estaba estafando a una pobre anciana que había ido a depositar sus ahorros en aquella empresa, en un fondo de pensiones que no era sino un camelo. A nuestro amigo, al ver la cochinada que su socio estaba haciendo, le subió al corazón un profundo deseo de justicia. En la tierra nunca había experimentado tal sentimiento. Pero, claro, ahora estaba en el cielo.

Fue tan ardiente ese deseo de justicia que, sin pensar en otra cosa, buscó a tientas algo debajo de la mesa para lanzárselo a su amigo (el banquillo donde Dios apoyaba los pies), con tan buena puntería que el banquillo fue a parar a la cabeza de su socio, dejándolo tumbado allí mismo. En aquel momento, nuestro hombre oyó tras de sí unos pasos. Sin duda, era Dios. Se volvió y, en efecto, se encontró cara a cara con el Padre Eterno.

–¿Qué haces aquí, hijo?

–Pues... La puerta estaba abierta y he entrado.

–Bien, bien; pero, sin duda, podrás explicarme dónde está el banquillo en que apoyo mis pies cuando estoy sentado en mi mesa de trabajo.

Reconfortado por la mirada y el tono de voz de Dios, fue recuperando la serenidad.

–Bueno, pues yo he entrado en este despacho hace un momento, he visto los anteojos sobre la mesa y he caído en la curiosidad de ponérmelos y he echado una miradita al mundo.

–Sí, sí, todo eso está muy bien; estás siendo muy sincero conmigo, pero yo quisiera saber qué has hecho de mi banquillo.

–Mira, Señor, al ponerme tus anteojos he visto todo con gran claridad y he visto a mi socio. ¿Sabes, Señor? Estaba engañando a una pobre anciana, haciendo un negocio que era un timo, y me he dejado llevar de la indignación; y claro, lo primero que he encontrado a mano ha sido un banquillo y se lo he tirado a la cabeza. Lo he dejado K. O., Señor. Es que no hay derecho. Era una injusticia.

–Imagínate que yo, cada vez que veo una injusticia en la tierra, comienzo a lanzar banquillos a la cabeza de los hombres; no sé los que quedarían ahora.

–Perdóname, Señor, he sido muy impulsivo, lo sé...

–Sí, claro. Estuvo bien que te pusieses mis anteojos, hijo, pero para mirar la tierra y a los hombres olvidaste una cosa: ponerte también *mi corazón*. La próxima vez que te sientas indignado ante algo que los demás hagan mal, no te olvides, ponte también *mi corazón* de Padre y recuerda: solo tiene derecho a juzgar el que tiene poder para salvar. Vuelve ahora a la tierra y te doy otros cinco años para que practiques lo que esta tarde aquí has llegado a comprender...

Y nuestro amigo en ese momento se despertó, empapado en sudor, observando que por la ventana entreabierta de su dormitorio entraba un espléndido sol.

Hay historias que parecen sueños y sueños que podrían cambiar la historia.

Verificar la facilidad con la que se tiende a juzgar y las dificultades para aceptar incondicionalmente a cada uno de los personajes de la historieta anterior y las diferentes escalas de valores de los miembros del grupo con el que se hace el ejercicio.

– Leer la siguiente lista de sentimientos y luego, en parejas, uno comunica al otro el sentimiento que vive con mayor dificultad. El oyente escucha poniendo especial atención a no emitir –ni siquiera interiormente– juicio alguno ante lo que comunica su pareja.

CATEGORÍAS DE SENTIMIENTOS[13]

Feliz	Triste	Enfadado	Asustado	Confuso	Fuerte	Frustrado	Débil
Eufórico	Desesperado	Furioso	Aterrorizado	Aturdido	Robusto	Culpable	Impotente
Radiante	Deprimido	Exasperado	Turbado	Desconcertado	Poderoso	Amargado	Oprimido
Entusiasmado	Destruido	Encolerizado	Angustiado	Estupefacto	Vigoroso	Resentido	Vacío
Alegre	Afligido	Airado	Atemorizado	Atontado	Enérgico	Avergonzado	Inseguro
Exaltado	Amargado	Irritado	Inseguro	Desorientado	Capaz	Nostálgico	Vulnerable
Gozoso	Desolado	Agresivo	Ansioso	Pasmado	Decidido	Receloso	Indeciso
Contento	Desmoralizado	Crispado	Temeroso	Perplejo	Seguro	Insatisfecho	Dudoso
Satisfecho	Desalentado	Fastidiado	Disgustado	Dubitativo	Optimista	Defraudado	Vacilante
Orgulloso	Apático	Molesto	Intimidado	Incómodo	Firme	Engañado	Humillado

13. Tabla traducida y modificada de R. CARKHUFF, *L'arte di aiutare* 2: *Quaderno di lavoro*, Erickson, Trento 1989, 64.

– Leer el cuento siguiente. Reflexionar sobre él, sobre lo que sugiera en torno a la aceptación de sí mismo y la confianza en sí mismo, en los propios recursos, así como la confianza en los recursos de los enfermos y familiares a los que ayudamos.

El aguilucho

Érase una vez un granjero que, mientras caminaba por el bosque, encontró un aguilucho malherido. Se lo llevó a su casa, lo curó y lo puso en su corral, donde pronto aprendió a comer lo mismo que los pollos y a comportarse como estos. Un día, un naturalista que pasaba por allí le preguntó al granjero:

–¿Por qué esta águila, la reina de todas las aves y pájaros, permanece encerrada en el corral con los pollos?

El granjero contestó:

–Me la encontré malherida en el bosque, y, como le he dado la misma comida que a los pollos y la he enseñado a ser como un pollo, no ha aprendido a volar. Se comporta como los pollos y, por tanto, ya no es un águila.

El naturalista dijo:

–El suyo me parece un gesto muy hermoso, haberla recogido y curado. Además, le ha dado la oportunidad de sobrevivir, le ha proporcionado la compañía y el calor de los pollos de su corral. Sin embargo, tiene corazón de águila y, con toda seguridad, se la puede enseñar a volar. ¿Qué le parece si le damos la oportunidad de hacerlo?

–No entiendo lo que me dice. Si hubiera querido volar, lo habría hecho. Yo no se lo he impedido.

–Es verdad, usted no se lo ha impedido, pero, como muy bien decía antes, al haberla enseñado a comportarse como los pollos, no vuela. ¿Y si la enseñáramos a volar como las águilas?

–¿Por qué insiste tanto? Mire, se comporta como los pollos y ya no es un águila. ¡Qué le vamos a hacer! Hay cosas que no se pueden cambiar.

–Es verdad que en estos últimos meses se está comportando como los pollos. Pero tengo la impresión de que usted se fija demasiado en sus dificultades para volar. ¿Qué le parece si nos fijamos ahora en su corazón de águila y en sus posibilidades de volar?

–Tengo mis dudas, porque ¿qué es lo que cambia si, en lugar de pensar en las dificultades, pensamos en las posibilidades?

–Me parece una buena pregunta la que me hace. Si pensamos en las dificultades, es más probable que nos conformemos con su comportamiento actual. Pero ¿no cree que, si pensamos en las posibilidades de volar, eso nos invita a darle oportunidades y a probar si esas posibilidades se hacen realidad?

–Tal vez.

–¿Qué le parece si probamos?

–Probemos.

Animado, el naturalista al día siguiente sacó al aguilucho del corral, lo cogió suavemente en brazos y lo llevó hasta una loma cercana. Le dijo: «Tú perteneces al cielo, no a la tierra. Abre tus alas y vuela. Puedes hacerlo».

Estas palabras persuasivas no convencieron al aguilucho. Estaba confuso y, al ver desde la loma a los pollos comiendo, se fue dando saltos a reunirse con ellos. Creyó que había perdido su capacidad de volar y tuvo miedo.

Sin desanimarse, al día siguiente, el naturalista llevó al aguilucho al tejado de la granja y lo animó diciendo: «Eres un águila. Abre tus alas y vuela. Puedes hacerlo».

El aguilucho tuvo miedo de nuevo de sí mismo y de todo lo que lo rodeaba. Nunca lo había contemplado desde aquella altura. Temblando, miró al naturalista y saltó una vez más hacia el corral.

Muy temprano, al día siguiente, el naturalista llevó al aguilucho al tejado de la granja y lo animó diciendo: «Eres un águila. Abre las alas y vuela».

El aguilucho miró fijamente a los ojos al naturalista. Este, impresionado por aquella mirada, le dijo en voz baja y suavemente: «No me sorprende que tengas miedo. Es normal que lo tengas. Pero ya verás como vale la pena intentarlo. Podrás recorrer distancias enormes, jugar con el viento y conocer otros corazones de águila. Además, estos días pasados, cuando saltabas pudiste comprobar qué fuerza tienen tus alas».

El aguilucho miró alrededor, abajo –hacia el corral– y arriba –hacia el cielo–. Entonces el naturalista lo levantó hacia el sol y lo acarició suavemente. El aguilucho abrió lentamente las alas y, finalmente, con un grito triunfante, voló alejándose en el cielo.

Había recuperado, por fin, sus posibilidades.

Tras la lectura del cuento, reflexionar sobre las intervenciones del naturalista para constatar la visión positiva y la confianza que deposita en el aguilucho. Contrastarlas con las del granjero, que, teniendo la buena voluntad de ayudarlo, crea una dependencia convirtiéndolo en algo que no es en realidad. Reflexionar sobre en qué medida se producen estas actitudes en la práctica profesional en salud.

- Hacer una lista de las cualidades positivas propias. Tratar de poner también aquellas que conviven con las dificultades o límites propios y que, pese a ser cualidades limitadas, siguen siendo positivas y me pertenecen. Luego pasar la lista a un compañero para que él añada más cualidades positivas sin quitar ninguna. El objetivo es verse a sí mismo de forma positiva y reconocer los recursos y cualidades personales con el fin de adiestrarse para una visión positiva de los demás, de modo especial en las relaciones de ayuda.
- Leer el texto siguiente. Buscar las frases más significativas para uno mismo. Detectar alguna de las máscaras más usadas, en general o en la relación con el trabajo propio.

Escucha, por favor, lo que no digo

No te dejes engañar por mí.
No te engañen mis apariencias.
Porque son solo una máscara,
tal vez mil máscaras, que me da miedo quitarme,
aunque ninguna de ellas me represente.

Aparento sentirme seguro,
que todo va de maravilla, tanto dentro como fuera;
aparento ser la confianza personificada,
poseer la calma como una segunda naturaleza,
controlar la situación
y no necesitar de nadie.

Pero no me creas, te lo ruego.
Exteriormente puedo aparecer tranquilo;
sin embargo, lo que ves es una máscara.
Debajo, escondido, está mi verdadero yo
en la confusión, en el miedo, en la soledad.

Pero lo escondo.
No quiero que nadie lo sepa.
Me invade el pánico
ante el solo pensamiento de mostrarlo.

Por eso necesito constantemente
crear una máscara que me oculte,
una imagen pretenciosa que me proteja
de la mirada perspicaz.

Pero precisamente esa mirada es mi salvación.
Mi única salvación. Y yo lo sé.

Mas, cuando viene acompañada de la aceptación, del amor,
entonces se convierte en lo único
que puede liberarme de mí mismo,
del mecanismo de barreras que he levantado;
lo único que puede asegurarme de algo
de lo que no logro convencerme a mí mismo:
de que en verdad tengo algún valor.

Pero esto no te lo digo. No tengo valor para ello.
Temo que tu mirada no venga acompañada
de la aceptación, del amor.
Temo, quizá, que puedas cambiar de opinión sobre mí,
que no me tomes en serio
y que tu sonrisa acabe matándome.

Tengo miedo, en el fondo, de no valer nada,
y de que tú te des cuenta y me rechaces.

Entonces sigo con mi juego de pretensiones desesperadas,
con apariencia de seguridad por fuera
y con un niño tembloroso por dentro.

Exhibo mi desfile de máscaras,
y dejo que mi vida se vuelva una ficción.
Te cuento todo lo que no cuenta nada
y nada de lo que en verdad es importante,
de lo que me atormenta por dentro.

Por eso, cuando descubras esta rutina,
no te dejes engañar por mis palabras:
escucha bien lo que no te digo,
lo que quisiera decir, lo que necesito decir,
pero no logro expresar. (...)

A veces parece que, cuanto más te acercas,
tanto más me rebelo contra tu presencia.
Es algo irracional, pero es así:
lucho contra lo que necesito.
¡Así es a menudo el ser humano!

Ayúdame a derribar estas barreras
con tus manos fuertes,
a la vez que delicadas,
porque un niño es siempre algo muy frágil.
¿Quién soy yo, te preguntas?
Soy alguien a quien conoces muy bien.
Soy cada persona que encuentras.
Soy tú mismo.

– Leer el siguiente cuento y reflexionar sobre las propias debilidades del pasado que se podrían convertir en fuentes de aprendizaje para la relación de ayuda, en recursos personales.

El príncipe y el diamante

Un príncipe poseía un magnífico diamante, del que estaba muy orgulloso. Un día, por accidente, la piedra preciosa se rayó. Este hecho entristeció al príncipe, y decidió poner todo su empeño en conseguir que el diamante volviera a ser lo que había sido.

Para ello, convocó a los más hábiles especialistas con el fin de que la joya recuperase su estado original. Pero, a pesar de todos los esfuerzos, no pudieron borrar ni tapar la raya.

Apareció entonces un genial lapidario. Con arte y paciencia talló en el diamante una magnífica rosa y fue lo bastante hábil para hacer del arañazo el tallo mismo de la rosa..., de tal manera que la piedra preciosa fue, después, mucho más bella que antes.

– Puede proponerse el siguiente ejercicio[14] para afrontar las dificultades que todos tenemos para aceptar incondicionalmente a otras personas:

Haz un retrato mental de la persona a la que te cuesta aceptar incondicionalmente. Dialoga con ella, allá en tu mente, y explícale todo lo que te estorba para aceptarla tal como es, sin condiciones. Luego, deja que ella te responda. Replícale y deja que te conteste. Continúa en este diálogo hasta que, corporal y afectivamente, sientas que tu relación con ella se ha destensado y la aceptación se abre camino.

Para completar lo anterior, expresa los valores y cualidades que reconoces en la otra persona. Luego,

14. L. J. GONZÁLEZ, *El diálogo liberador*, Librería Parroquial, México 1981, 253-254.

invierte los papeles y préstale tus palabras para que te responda. Escúchala con atención y contéstale. Y así sucesivamente hasta que tengas la sensación espontánea de que el diálogo ha llegado a una conclusión.

6
La destreza de personalizar, la confrontación y la relación de ayuda como proceso

◆

Hoja de trabajo

La destreza de personalizar. Eliminar las frases hechas

La destreza de personalizar consiste en concretar, especificar, evitar la generalización y la racionalización, para centrarse bien en la persona del ayudado. En cierta manera, quien consigue personalizar en el diálogo se compromete más, a la vez que compromete y estimula más al ayudado.

El paciente o familiar, al ser acompañado por un profesional de la salud que personaliza, siente que, aun cuando las causas del problema o la dificultad que vive estén fuera de él, en todo caso el protagonista del afrontamiento es él, de manera que buscará los recursos para afrontarlo.

Pongamos un ejemplo sencillo. El paciente siente y manifiesta: «Este hospital es un desastre; aquí nada va bien, los médicos no me están atendiendo como se debe...». El ayudante que personaliza intentará acompañar hábilmente al paciente a hacer este camino:

- qué significa para él cuanto está diciendo (personalizar el significado);

- cómo está contribuyendo él a superar tal dificultad o qué está haciendo para que sea así (personalizar el problema);
- cómo se siente al tomar conciencia de que el problema es suyo y de que resulta poco útil proyectar hacia fuera y generalizar sin centrarse en las implicaciones personales y las posibilidades concretas (personalizar el sentimiento);
- qué quiere hacer él en concreto en relación con lo que puede y con lo que cree que debe hacer (personalizar el fin). Qué quiere que pase con lo que le pasa. Qué quiere hacer que pase con todo eso.

Con esta destreza se favorece mucho que el diálogo con el paciente o familiar llegue a un punto concreto, a una toma de decisiones en caso de conflictos, a especificar las posibles vías de salida, de manera realista y eficaz.

No es fácil personalizar, por lo arraigado que está culturalmente y lo espontáneo que resulta hacer intervenciones de tipo consolador (palmaditas en la espalda), dar soluciones inmediatas (claro directivismo) o dispensar frases hechas que resultan, por otra parte, mucho más cómodas para el ayudante, aunque menos eficaces a la larga.

Un estilo de interacción bien personalizado disminuye la demanda del ayudado porque explora y promueve al máximo el protagonismo de este en el afrontamiento de las dificultades y le hace tomar conciencia de la importancia de tomar parte activa en los problemas, por mucho que las causas externas sean adversas o las dificultades sean generadas por el entorno o las decisiones o modo de hacer de los demás.

En definitiva, quien personaliza intenta acompañar al ayudado a hacerse este planteamiento: «En todo caso el problema es mío, de modo que tendré que concretar qué hacer, aunque sea incitar a que otros hagan algo o denunciar las causas del malestar».

Entrevista

Ana ha tenido un accidente

Ana tiene 16 años. Sufrió un accidente de moto en compañía de su novio. Esto la obliga a permanecer en cama desde hace tres días. Ha sufrido varias intervenciones. El profesional de la salud, al ir a prestar cuidados, mantiene con ella la conversación que sigue.

A.1 Buenas tardes, Ana.

B.1 Buenas tardes.

A.2 Vengo a traerte la medicación que te toca ahora.

B.2 Vale, gracias. Pónmela encima de la mesita.

A.3 ¿Qué tal estás? (*Mientras pongo el vasito con las pastillas encima de la mesita*).

B.3 Bien; bueno, eso creo, aunque... nada, déjalo. (*Se calla y mira hacia abajo con tristeza*).

A.4 (*Mirándola fijamente*). ¿Qué te pasa, Ana?

B.4 Nadie quiere darme un espejo. Debo de parecer un monstruo. Noto que tengo la cara hinchada, ¡muy hinchada!, y que estoy deformada.

A.5 En este tipo de intervenciones es normal que se hinche. A todo el mundo le pasa. No te preocupes; todo eso desaparecerá. (*Lo digo sin convicción*).

B.5 Mis padres no me quieren decir cómo estoy, y hacen como que no pasa nada.

A.6 Eso lo hacen porque te quieren mucho. Todos quieren que no te preocupes por nada.

B.6 ¿Por qué ha tenido que pasarme a mí? No lo entiendo. ¿Qué habré hecho para que se me castigue así?

A.7 La vida es así. Ahora tienes que pensar en mejorar. Ya verás qué pronto estás en casa. A veces nos toca vivir dificultades, pero tenemos que poner de nuestra parte.

B.7 Sí, tienes razón, pero ¿crees que quedaré bien? Todo el mundo dice que volveré a tener el mismo aspecto que antes, pero yo no lo creo y... ¡solo tengo dieciséis años! (*Llora*).

A.8 No llores. En la vida tenemos que confiar. Las cosas terminan solucionándose.

B.8 (*Llora*). Bueno...

A.9 Vale, Ana, te dejo con tus padres, que vienen a verte. (*Estaban entrando por la puerta*).

B.9 Hasta luego.

Cuestiones para la reflexión y el trabajo en grupo

- En esta conversación la mayoría de las intervenciones del profesional generalizan. Ver cómo interviene en A.5, A.6, A.7 y A.8. En realidad, no habla en segunda persona. Reflexionar sobre este estilo relacional y pensar en qué medida refleja también nuestra tendencia.
- La ausencia de personalización en esta visita hace que dichas intervenciones se compongan de frases hechas y que difícilmente la paciente se sienta estimulada al protagonismo en el afrontamiento de la dificultad de reconciliarse con la nueva imagen, o a redimensionar su modo de ver las cosas (proporcionado o desproporcionado) de acuerdo con lo que cabe esperar. Pensar y comentar cómo podrían personalizarse las intervenciones hablando en segunda persona y teniendo en cuenta las subdestrezas de personalizar el significado, el problema, el sentimiento y el fin.

Entrevista
Carmen se siente sola y toma conciencia de su enfermedad

Carmen es una mujer de 45 años, casada y con dos hijos jóvenes, estudiantes. Su marido es un apuesto señor, de profesión piloto comercial. Lleva ingresada tres semanas a causa de un cáncer de colon. Le han realizado una colostomía; su evolución no está siendo tan buena como se esperaba y el pronóstico no es nada bueno. Cada vez se encuentra peor. Entro por la mañana, antes de que se levante, y la conversación se desarrolla así.

A.1 ¡Buenos días, Carmen! ¿Qué tal has pasado la noche?

B.1 Regular. Casi no he podido pegar ojo.

A.2 ¿Por qué? ¿Ha habido mucho ruido? (*Tomo la tensión*).

B.2 No. No es eso. ¿Qué tal tengo la tensión?

A.3 Entonces habrá sido que ayer dormiste la siesta y por eso esta noche no tenías sueño. La tensión está bien.

B.3 No. Tampoco es eso. Ayer estuve viendo la televisión y leyendo un poco el libro que tengo a medias. A ver si puedo acabarlo mientras estoy aquí metida. (*Mira hacia la ventana*). Es un aburrimiento.

A.4 Pero ayer vendrían tus hijos y tu marido, ¿no?

B.4 No. No vinieron. Mi marido se ha vuelto a ir de viaje. Tenía un vuelo hoy por la mañana y no creo que vuelva hasta mañana. Creía que estaba acostumbrada a sus ausencias, pero veo que ahora le necesito más que nunca. (*Comienza a llorar*).

A.5 Carmen, no llores. De todas formas, tienes a tus hijos, que están cerca y te cuentan sus cosillas; así te distraes.

B.5 Pero yo sé que están muy ocupados. Van a comenzar los exámenes dentro de poco y se tienen que preparar bien. Es una molestia tener que venir hasta aquí. Vivimos muy lejos y pierden mucho tiempo.

A.6 Yo creo que son buenos chicos, y me extraña, por la actitud que tienen contigo, que les moleste o les importe venir hasta aquí a estar un ratito. Además, ellos son mayores y se dan cuenta de que les necesitas cerca, y mucho más ahora.

B.6 Sí, es verdad que les necesito y les echo de menos, pero a mí me queda poco tiempo para disfrutarlo. Ya no voy a poder verlos con sus mujeres, mis nietos, envejecer con mi marido en el jardín; incluso ahora no puedo ver ni cómo nacen las flores este año.

A.7 Esto es transitorio. Aquí no te vas a quedar el resto de tu vida y no sabemos nunca el tiempo que nos queda a ninguno. A lo mejor vives mucho más que cualquiera de nosotros, que se supone que estamos sanos, porque en cualquier momento nos podemos ir.

B.7 Sí, aunque yo estoy más predestinada y ya está en funcionamiento la cuenta atrás. Cada minuto que pasa veo que se me escapa un poco de mi vida. Ahora, encima, me van a poner un tratamiento de quimioterapia. Ya para ir matándome poco a poco. No quiero ni pensarlo.

A.8 Pues no lo pienses. Intenta disfrutar de tu vida hasta el último momento. Sé feliz y no vivas para tu enfermedad, sino lucha. Además, el tratamiento, si lo ponen, será para bien.

B.8 Sí, ya. Debe ser tarde. Me levantaré. Cuando acabe os aviso para que me podáis hacer la cama. Gracias por tu tiempo.

A.9 Nada, mujer. ¡Hasta luego!

Cuestiones para la reflexión y el trabajo en grupo

- En esta conversación las intervenciones de la profesional de la salud no están personalizadas. Se tiende, también aquí, a dar respuestas de tipo interpretativo al principio y frases fáciles o propias de la tendencia más espontánea, poco centradas en la experiencia concreta y dolorosa que está viviendo Carmen. Leer solo las intervenciones de Carmen. Leer luego las intervenciones de la ayudante. Reflexionar sobre si realmente ha personalizado, planteándose estas preguntas: ¿se ha hecho cargo la profesional del significado concreto que las cosas tienen para Carmen? ¿La ha acompañado a concretar cuál es el problema, y qué es lo que puede hacer personalmente para afrontarlo o para vivir sanamente la dificultad?
- Si hay posibilidad, intentar reproducir la conversación con otra persona, haciendo uno de paciente y otro de profesional, para poner en práctica la habilidad de personalizar. Puede hacerse verbalmente o por escrito y en silencio, escribiendo cada uno su intervención en la misma hoja y pasándosela de uno a otro.

Entrevista

Felipe está enfadado

Felipe es un conductor de autobuses de 53 años, casado, padre de tres hijos, diabético mal controlado. Ingresa en el servicio de Cirugía Vascular por una importante necrosis en su miembro inferior derecho. A falta de una prueba, está pendiente de que el equipo médico le confirme si es necesaria una intervención quirúrgica en la que se le amputará parte de la pierna derecha. Felipe está inquieto, nervioso y exigente con el personal cuidador desde hace un par de días. Al tocar el timbre de su habitación, el profesional que atiende la llamada mantiene la siguiente conversación con él.

A.1 ¡Hola! ¿Has llamado?

B.1 (*Enfadado*). Pues claro que he llamado. ¿Es que no me vais a curar hoy?

A.2 Sí, Felipe, mi compañera te curará en cuanto termine en la habitación de al lado. No creo que tarde mucho.

B.2 (*En tono irónico*). ¡Ah! Crees que no tardará. ¿De qué depende? ¿No puedes ser más concreta? O mejor, ¿no puedes curarme tú misma en lugar de dar tantas explicaciones inútiles?

A.3 (*En tono cordial*). Felipe, es mi compañera la que te debe curar y te aseguro que no tardará, pero dime, te noto muy enfadado, ¿no?

B.3 Pero ¡cómo no voy a estar enfadado! Esto es un desastre. Todo el mundo va a lo suyo.

A.4 ¿Qué quieres decir con que todo el mundo va a lo suyo?

B.4 Pues está muy claro. Llevo aquí quince días. Los médicos no hacen más que pedir pruebas y más pruebas y no me dicen nada claramente. Solo hay posibilidades. Posibilidad de que me corten una pierna o no. ¡Como si vivir con una pierna o sin ella fuera exactamente lo mismo!

A.5 Te preocupa la idea de que tengan que operarte y que pierdas la pierna, ¿verdad?

B.5 Pues claro que me preocupa.

A.6 Veo que le das vueltas a ese asunto. Dices que el médico no habla claro. ¿Le has pedido informaciones?

B.6 Tendré que hacerlo, porque si no, no me entero. Pero el caso es que perderé mi pierna. No podré trabajar, no podré hacer una vida normal... No podré conducir.

A.7 Estás preocupado por eso, ¿verdad?

B.7 Lo peor es mi mujer. Me temo que lo llevará peor ella que yo.

A.8 La reacción de tu mujer es importante. ¿Has hablado con ella?

B.8 No. No saco ni el tema. ¿Para qué hacerla sufrir antes de tiempo?

A.9 Quizá también ella pueda estar sufriendo y le venga bien hablar. ¿Cómo lo ves?

B.9 No sé...

A.10 Ya veo. Te resulta difícil vivir con esta incertidumbre hasta que te confirmen los médicos su intención. El tema de las pruebas se te hace largo, pero en cosas tan importantes como las que hay en juego conviene asegurarse muy bien, ¿no crees?

B.10 Sí, si eso ya lo sé, pero se siente uno tan solo, tan desprotegido en manos de gente extraña...

A.11 Me temo que tendrás que seguir esperando un poco más. ¿Has pensado en qué podrías hacer para que no te resulte tan difícil y angustioso?

B.11 No hago otra cosa más que pensar. Estoy furioso. No quiero estar solo, pero me molesta la compañía. Mi familia me dice que estoy insoportable y vosotras pensaréis que no he tenido aguante. Pero créeme, no lo puedo evitar.

A.12 Me hago cargo, Felipe, de lo difícil que te resulta manejar tu humor. Quizá hablar claro con los médicos, con tu mujer..., te permita vivirlo mejor. ¿Qué te parece?

B.12 No sé..., pero cuesta. (*Se abre la puerta y entra otra profesional con el carro de curas*).

A.13 Si quieres que sigamos hablando de ello, dímelo, ¿de acuerdo?

B.13 Bien. (*La profesional llegada dice: «Felipe, ha llegado la hora de la cura»*).

A.14 Te dejo con mi compañera. Adiós.

B.14 Adiós.

Cuestiones para la reflexión y el trabajo en equipo

- En esta conversación la habilidad de personalizar de la profesional es notoria. No solo ha personalizado el significado, sino también el problema y el fin, acompañando a Felipe a ser responsable de su situación. Releer la conversación y tomar conciencia de la presencia de las subdestrezas de personalizar.
- Es probable que los minutos que esta profesional ha dedicado al paciente parezcan un lujo a primera vista, pero por otra parte pueden contribuir a que la demanda de Felipe debida a su estado emotivo disminuya al responsabilizarse más de su proceso y ser más dueño de él. Compartir las reflexiones que esto sugiera.

Hoja de trabajo

La destreza de confrontar y la confrontación ética

La confrontación es una de las destrezas más difíciles de la relación de ayuda y, por otra parte, de las más necesarias para un buen acompañamiento en el mundo del dolor y del sufrimiento.

Como se presentó en el cuaderno *Apuntes de relación de ayuda*, se puede hablar de una confrontación didáctica, que es la que hace el profesional de la salud cuando comunica informaciones que él posee y que le resultan necesarias o útiles al paciente. Es importante caer en la cuenta de que lo que para el profesional resulta familiar, para el paciente o la familia puede resultar totalmente nuevo o ajeno a su experiencia. Por eso, confrontar con datos, con posibles efectos de terapias, con modos de proceder o consecuencias de la aplicación de los tratamientos (informar) es de suma importancia para el usuario.

Otro tipo de confrontación es la que lleva al profesional de la salud a ayudar a tomar conciencia al paciente o familiar de las posibles contradicciones entre lo que desea o busca y lo que en realidad hace. Por ejemplo, el paciente desea curarse, pero no sigue las pautas terapéuticas. Confrontar significa también ayudar a tomar conciencia de esta contradicción. Es fácil y frecuente caer en el riesgo de reñir al paciente por el hecho de que está en inferioridad de condiciones. La buena confrontación está bien atenta a la dignidad de la persona del ayudado por muy frágil e incoherente que se presente en sus conductas.

Una confrontación de gran importancia es la que lleva al profesional a promover al máximo las posibilidades del ayudado, no siempre utilizadas. Se trata de traducir la visión positiva (la actitud) en habilidad de estimular a usar los recursos y reforzar positivamente su uso. Y, en contraste con esta, hay que considerar también la confrontación con los límites del ayudado, es decir, acompañar a ver que algunas cosas deseadas no son posibles porque lo impiden la realidad que se impone o las circunstancias.

Una sana confrontación hará que el diálogo de ayuda se encamine hacia su final, dará eficacia al encuentro y será válida si se produce después de haber garantizado una auténtica comprensión del mundo de los significados y una aceptación incondicional de la persona.

En la práctica de las profesiones de salud se encuentran también situaciones en las que es necesario realizar la *confrontación ética*, es decir, el acompañamiento a buscar lo mejor cuando el ayudado se encuentra en medio de un conflicto de valores percibido por él o por el ayudante. Por ejemplo, las pautas terapéuticas dicen que ha de operarse, pero hay efectos secundarios no deseados y valores en conflicto; o bien está pensando si abortar o no, etc.

Es frecuente que el profesional de la salud, en la confrontación ética, acuse algunas dificultades; entre ellas,

- falta de formación ética, relacional...;
- distancia entre las convicciones personales y las impuestas por instancias de «autoridad» familiar, social, religiosa...;
- confusión entre las diferentes tendencias de los especialistas, con el consiguiente sentimiento de inseguridad;
- distancia entre el lenguaje ético, que tiende a generalizar y que es más aséptico, y la necesidad de personalizar en cada uno de los casos, donde los valores están entremezclados con los sentimientos.

De modo sintético, podríamos presentar los objetivos de la relación de ayuda en situaciones de conflicto ético como:

- Ayudar a tomar decisiones significativas.
- Ayudar a hacer de la experiencia de conflicto una experiencia moral: «ser responsable».

- Colaborar en que el conflicto ético sea ocasión de crecimiento y de interiorización de nuevos valores.
- Acoger a la persona en su situación real (atención a los sentimientos).
- Ayudar a comprender el problema mediante la confrontación.
- Infundir certeza de acogida incondicional.

El profesional de la salud se encuentra ante el reto de trabajar para aumentar su competencia en el acompañamiento de las personas que se encuentran en conflicto ético y han de ser confrontadas correctamente. Las líneas de acción son las siguientes:

- Trabajar sobre sí mismo: conocer la propia escala de valores, interiorizar los valores proclamados, autoconfrontarse, dejarse impactar sanamente por los conflictos.
- Evitar algunos extremos:
  - La manipulación ética mediante los mecanismos que relacionan el comportamiento con el castigo, mecanismos de autoridad que se impone, eliminación del diálogo como foro adecuado de la conciencia moral adulta.
  - La ocultación de los valores del ayudante o de las convicciones propias por miedo a hacer sufrir o ser rechazado, inhibiéndose de la responsabilidad que el profesional tiene de acompañar en la búsqueda de lo mejor.
- Comunicar los valores, teniendo en cuenta el carácter relacional de los mismos; es decir, el hecho de que los valores se alumbran en el encuentro, se comunican por ósmosis, se accede a ellos mediante la experiencia, mucho antes de que el ayudante los haya verbalizado. En el fondo, hay que estar muy atento al hecho de que el

estilo de relación del profesional con el ayudado (paciente o familia) se convierte en modelo ético de comportamiento. Es decir, allí donde el paciente perciba un profundo respeto por la salud propia y la de cada persona, se sentirá confrontado a respetar también él por su propia salud y la de los demás.

– Tener en cuenta las condiciones para la confrontación: Profundizar en las motivaciones de aquel a quien confronta, hacerlo con suma prudencia, no caer en legalismos vacíos, superar la moralina, pero sin huir de la corresponsabilidad en la búsqueda del bien, acompañando al ayudado a ser él mismo y tener presente su condición de ser en relación.

Entrevista

Pilar ingresa en este momento

Pilar es una mujer que llega al control de enfermería para ingresar por sí misma porque va a ser intervenida de una biopsia de mama. La siguiente conversación se desarrolla justamente en el momento en que se acoge a la paciente en planta. Viene acompañada por su marido y su hija.

A.1 ¡Hola, buenos días! (*Pilar dice que viene a ingresar y da sus datos personales. Tiene la mirada triste*). Acompáñame, te llevaré a la habitación. (*Dirigiéndome a su marido y a su hija y cogiendo los papeles de ingreso*). Vosotros también podéis venir. Pasad a la habitación.

B.1 Gracias. (*Pilar anda con pasitos cortos, con la mirada dirigida al suelo y siempre del brazo de su marido*).

A.2 Bien, Pilar, te voy a hacer una serie de preguntas y te tomaré las constantes. (*Hago las preguntas de protocolo de ingreso y Pilar contesta mirándome con timidez y miedo. Al tomarle la tensión arterial noto que está rígida*). Pilar, ¿estás nerviosa por la operación de mañana? Te noto algo tensa.

B.2 Un poco.

A.3 No te preocupes. Verás como todo saldrá bien.

B.3 (*Se le llenan los ojos de lágrimas*). Eso espero. Confío en el médico, pero... (*Se le hace un nudo en la garganta y traga saliva*) después, ¿quedaré bien? Ya no seré una persona normal. Cuando salga estaré calva y quizá... no salga de aquí. (*Rompe a llorar. Su marido rompe también a llorar y sale de la habitación sin decir nada, junto con su hija, que lo coge del brazo*).

A.4 Pilar, tienes que ser fuerte. Si no, tu marido y tu hija se van a hundir al verte así.

B.4 Sí, tengo que ser fuerte. Lo intentaré. (*Sigue con su mirada tímida y voz temblorosa*).

A.5 Bueno, Pilar, ánimo y ¡hasta luego! (*Pilar se queda sentada en la silla, con la mirada perdida y pensativa*).

Cuestiones para la reflexión y el trabajo en grupo

- En esta conversación encontramos un estilo relacional en el que, además de no recogerse el estado emotivo de Pilar y de responderse con las típicas frases, se presenta la oportunidad no aprovechada de confrontar de manera didáctica; es decir, dar a Pilar la máxima información posible para que se maneje en la nueva situación. La profesional ha recogido la información que ella necesita, pero no ha transmitido la información que la paciente y la familia necesita también para controlar la situación ansiógena que supone la operación y el ingreso. Reflexionar sobre esto y sobre cómo la confrontación didáctica puede ayudar a los pacientes a los que tú atiendes.

- Las exhortaciones del tipo «no te preocupes», «tienes que ser fuerte», son frases hechas, cuyo uso es cuestionable. Reflexionar sobre ello.

Entrevista

María tiene náuseas

María está en la cama, semiincorporada y agarrada a la barandilla cuando entro en la habitación. Tiene sudoración y respira de forma fatigada. Tiene 72 años y ha ingresado hoy tras haber salido ayer de otro hospital. Presenta una multipatología, siendo la causa de este ingreso vómitos de repetición y diarrea.

A.1 ¡Hola! Buenas noches, María. Soy Marisa. Vengo a tomarte la tensión.

B.1 ¡Ay, hija! ¡Qué malita me encuentro! (*dice fatigada*).

A.2 ¿Por qué estás incorporada? ¿Te duele algo?

B.2 No, bonita. Es que tengo ganas de devolver. (*En ese momento le viene una náusea e intenta vomitar haciendo un gran esfuerzo, pero no consigue expulsar nada más que un poco de saliva y bilis. Le limpio la boca con un pañuelo de papel*).

A.3 Espera, María, que yo te sujeto el barreño.

B.3 ¡Ay! ¡Qué malita estoy! ¡Me voy a morir! (*Comienza a toser, oyéndose secreciones. Con la tos aparecen nuevas náuseas*).

A.4 Pero no digas eso, mujer.

B.4 ¡Ay! Sí, hija. Tú no sabes cómo estoy. Ayer mismo estaba en... (*otro hospital*) y el médico me quería mandar a casa. Ya le dije que no estaba buena. Pero no me hizo caso y mira ahora dónde estoy. ¡Y cómo estoy! Yo me quiero morir.

A.5 Pero, María..., no digas eso, mujer. Con la de cosas bonitas que te quedan por ver.

B.5 No. Mira: padezco de corazón, tengo problemas de espalda que me producen unos dolores muy fuertes y encima tengo una hernia que no hace más que darme problemas. (*Le da otra náusea y hace un esfuerzo por devolver, pero no expulsa nada. Se pone roja y le duele el vientre. Se queja*).

A.6 Mira, María. Escúchame. Con toser así no vas a conseguir nada, porque tienes el estómago vacío y no vas a vomitar nada. Lo único que conseguirás es fatigarte e irritarte la garganta, además de un dolor de vientre.

B.6 ¡Ay! Es que no puedo hacer otra cosa. (*Sigue tosiendo y con náuseas*).

A.7 Mira: deja de toser. Túmbate un poco, respira despacio por la nariz y echa el aire por la boca.

B.7 ¡Ay! Es que son muchas cosas. (*Agitada*). No sé a qué atender.

A.8 Tienes que tranquilizarte. Si toses así, te vas a irritar la garganta. Lo que tienes son flemas y eso te produce ganas de vomitar. Cuando sientas náuseas, tose de golpe, agarrándote el vientre y escupiendo las flemas. Venga, deja de intentar devolver.

B.8 ¡Ay! Si no puedo, hija. Yo me quiero morir.

(*Consigo tomarle las constantes y me despido para volver más tarde*).

Cuestiones para la reflexión y el trabajo en grupo

- En esta conversación la joven profesional intenta ayudar a María en un momento de malestar físico y emocional. Su estilo es cuestionable. Por un lado, hay intervenciones que no reflejan acogida del mundo emotivo y, por otro, la necesaria confrontación con los posibles comportamientos en el modo de vivir las náuseas se realiza con imperativos que terminan siendo una regañina. Leer de nuevo y comentar este estilo.
- Reflexionar sobre cómo aprender el arte de confrontar comportamientos y enseñar pautas para afrontar las dificultades de manera que aumente la calidad de vida y sean realmente eficaces.
- Ensayar intervenciones más adecuadas para ayudar a María a manejar mejor su cuadro.

Entrevista

Una conversación con Pilar

He aquí un encuentro entre un profesional de la salud y Pilar, ingresada en un servicio de Ginecología y Obstetricia. La conversación comienza de este modo:

A.1 Buenos días, Pilar, ¿qué tal te encuentras?

B.1 ¡Ah! (*Sonríe*). Oye, ¿qué piensas de la ligadura de trompas?

A.2 (*Sonrío también yo. Pausa*). Tengo la impresión de que te resulta difícil este tema...

B.2 Bueno, sí. Ya sabes..., tengo tres hijos; este no lo esperaba. He usado la pastilla durante cinco años, luego el calendario... y ha venido este. Ahora no puedo tener más hijos. El mayor tiene diez años. Mi marido tiene cuarenta y dos. (*Breve pausa*).

Antes de ingresarme hablé con unas amigas que se han ligado las trompas... No sé qué hacer. Pero ya sabes que el calendario no funciona. Mi marido trabaja lejos y viene a casa los fines de semana. Ya sabes..., ¡es un hombre! ¡No tengo coraje para tener otro hijo! No es por egoísmo. Los médicos dicen que el lunes me lo pueden hacer. Si decido operarme ¿me pasará algo?

A.3 Te veo preocupada e insegura...

B.3 Sí. Quisiera tenerlo claro. Vosotras, ¿qué pensáis? No puedo tener más hijos; yo creo que ya es bastante.

A.4 Claro, ya son tres. Vamos, que no sabes qué hacer...

B.4 (*Llora. Se gira en la cama*). Quisiera tomar una decisión tranquila. Si alguien me dijera que no hago algo malo, me sentiría mejor.

A.5 Veo que te resulta difícil tomar una decisión sola.

B.5 Sobre todo con la educación que nos han dado. ¡A lo mejor luego me pasa algo!

A.6 Tengo la impresión de que tienes miedo... ¿Es así?

B.6 Sí. Hay quien dice que hacerse la ligadura de trompas no está bien. No sé si será pecado. Pero han cambiado tanto las cosas... Ya no es como antes...

A.7 Y tú, ¿cómo lo ves? ¿Qué te dice tu conciencia?

B.7 Creo que debo hacerlo, aunque no termino de tenerlo tan claro. De todas las formas sois vosotras las que tendríais que decir lo que hay que hacer.

A.8 Quieres decir... ayudarte a verlo más claro...

(*La conversación sigue*).

Cuestiones para la reflexión y el trabajo en grupo

- En esta conversación se presenta un caso de solicitud de ayuda ante una decisión que la paciente debe tomar y que experimenta como un conflicto donde no tiene claros los valores. Más allá de cómo lo vea la profesional de la salud o de su propia valoración ética, en este caso ha conseguido centrarse en la paciente y acompañarla hacia la personalización y hacia una toma de conciencia de que es ella la que tiene que decidir. Comentar este estilo relacional.
- Quizá las prisas propias del rol de muchos profesionales de la salud u otros motivos llevan a pensar que hay que responder directamente con la propia opinión y vale, porque además es lo que pide Pilar. Analizar, si esto fuera así, las implicaciones de fondo y el significado de este posible estilo directivo. Plantearse las siguientes cuestiones: ¿hay que satisfacer todas las expectativas del ayudado? ¿Hay que responder siempre directamente a las preguntas que hace el paciente? ¿O hay que acompañar a explorar el problema y las posibilidades para promover la responsabilidad en la toma de decisiones?

Entrevista

Katy no sabe qué hacer[1]

Katy tiene 35 años y es madre de tres hijos. Está diagnosticada desde hace años de enfermedad inflamatoria intestinal y se encuentra en un momento de muy grave agudización y riesgo. Está embarazada de nuevo de pocas semanas cuando

1. Una reflexión sobre este caso se encuentra en J. C. BERMEJO, *Relación de ayuda: En el misterio del dolor*, San Pablo, Madrid 1996, 75-78.

ingresa en el servicio de Digestivo por un brote agudo de su enfermedad. Los médicos la informan de los serios riesgos de malformación para el feto como consecuencia del necesario tratamiento de corticoides al que tendría que someterse. Le habían planteado la posibilidad de practicar un aborto y la invitaron a tomar una decisión lo antes posible. La conversación entre Katy y el profesional de la planta donde está ingresada tiene lugar de la siguiente manera.

A.1 ¡Hola, Katy! Te traigo un recado de parte de tu marido. Vendrá un poco más tarde de lo habitual.

B.1 (*Seria y con los ojos llorosos*). Gracias.

A.2 ¿Qué te pasa?

B.2 ¡Uf, uf! Me pasan muchas cosas...

A.3 ¿Qué te pasa, mujer? ¿Quieres contarme?

B.3 He hablado esta mañana con el médico y me ha explicado cuál es mi situación y la de mi bebé. Ya sabes lo del tratamiento, que es imprescindible para mí, y el riesgo que tiene para el niño... Y, sinceramente, no sé qué hacer. Estoy hecha un lío.

A.4 Comprendo. Te han explicado cuál es la situación y las distintas posibilidades para el niño y para ti de someterte o no al tratamiento para tu enfermedad.

B.4 Sí, me lo han explicado muy bien, muy claro. Si no hago el tratamiento, yo corro peligro. Si lo hago, corre peligro el crío. Me han ofrecido la posibilidad de trasladarme a Ginecología para no tener el niño. Me han dicho que me lo piense, que hable con mi marido y que mañana les dé una contestación.

A.5 Pues menuda situación... Realmente difícil. Entiendo que estés hecha polvo.

B.5 Me encantan los niños. Tengo tres, ¿sabes?

A.6 Sí, ya lo sabía.

B.6 Oye, dime una cosa: tú ¿qué harías?

A.7 Pues mira, Katy: sinceramente, no lo sé. Pero lo realmente importante es que seas tú misma la que tomes la decisión que sea oportuna, y para ello sería conveniente que analizases todas las posibilidades que haya. ¿Has hablado de ello con tu marido?

B.7 Sí, esta mañana llamé a mi marido por teléfono al trabajo para contárselo. Necesitaba hablar con él, pero se quedó mudo. Me dijo que decidiera yo. Él es muy creyente, ¿sabes? Yo también. Me siento culpable y tengo miedo.

A.8 Te resulta difícil tomar una decisión y no es extraño. No creo que sea culpa de nadie. La naturaleza del problema es delicada y tener miedo no está prohibido. Me alegro de que lo compartas conmigo, Katy. Quizá así podamos analizarlo mejor. Katy, tengo que dejarte, pero puedo volver luego. A lo mejor podrías pensar, mientras, las ventajas y los inconvenientes de cada una de las posibilidades que ves. Yo también pensaré. A lo mejor hay más posibilidades de las que se nos ocurren ahora. ¿Te parece?

B.8 Sí, creo que es algo que tengo que pensar muy bien. Y, además, no basta que mi marido me diga que lo decida yo. Tendré que hablar detenidamente con él. Vete, vete, que tendrás trabajo. Te espero cuando puedas, ¿vale?

A.9 Vale.

Cuestiones para la reflexión y el trabajo en grupo

- Analizar el estilo relacional de esta conversación y el camino que ha emprendido el profesional de la salud para acompañar a Katy a tomar una decisión serena, responsable, después de analizar bien la situación y confrontarse consigo misma, con su marido y con otra ayuda posterior para clarificar las posibilidades.

- Reflexionar sobre las dificultades y los objetivos de la confrontación ética a la luz de esta conversación.
- Escribir una conversación posible en un segundo encuentro, el que se podría producir cuando el profesional de la salud tuviera un poco de tiempo y fuera a la habitación de Katy.

Hoja de trabajo

La persuasión[2]

En estrecha relación con la confrontación está la *persuasión*. Si es cierto que acompañar al enfermo a adoptar estrategias constructivas, adaptativas, favorables a los procesos terapéuticos es importante, no se nos escapa la dificultad que tiene la persuasión por el directivismo que puede contener y por la proximidad entre ella y la manipulación.

El diccionario (Espasa) dice: «Persuadir: inducir, obligar a uno con razones a creer o hacer una cosa». Al respecto, un diccionario de *counselling*[3] dice: «Persuasión: acto de influir; inducir una determinada respuesta o convicción a otro». La mayor parte de los ayudantes evitan el intento de persuadir a los ayudados, dando mayor importancia a los procesos de toma de decisión autónomos individuales. Se ha defendido, de todas formas, que el *counselling*, como otras formas de relación de ayuda, contiene inevitablemente al menos una parte de persuasión, tanto en el plano de la

2. J. C. Bermejo, y R. M.ª Belda, *La persuasión: Las palabras en las relaciones de ayuda*, Sal Terrae, Santander 2023.
3. C. Feltham y W. Dryden, *Dizionario di counseling*, Sovera, Roma 1995.

relación ayudado-ayudante como en el de la formación y profesionalización.

Algunos autores presentan los siguientes límites a la persuasión y a las técnicas sugestivas[4]:

- Suele ocuparse directamente de suprimir los síntomas sin ofrecer ninguna comprensión de la base emocional que los sustenta, y existe el peligro de que la curación se reduzca a un fenómeno transitorio de alivio psíquico, ya que las defensas del ayudado se mantienen y no se emprende una reeducación orientada a que adopte actitudes más responsables ante sus problemas y dificultades personales.
- Sabemos que los síntomas, a veces, no son más que simples elementos de compensación utilizados para defenderse. Suprimir el síntoma, entonces, conlleva el peligro de dejar a la persona sin defensas frente a su derrumbamiento interior.
- Los métodos que no actúan sobre la madurez de la persona conllevan el peligro de crear nuevas actitudes de dependencia con relación al ayudante.

Persuasión y relación de ayuda

En la relación entre el profesional de la salud y el paciente o ayudado, hay situaciones en las que podemos hablar claramente de persuasión.

Está claro que *ante un paciente que no se quiere lavar, ante una persona que no quiere abandonar conductas antisociales o seguir las pautas terapéuticas*, el profesional de la salud tendrá que adoptar estrategias de persuasión, pero con algunos criterios; entre ellos:

4. F. JIMÉNEZ HERNÁNDEZ-PINZÓN, *Técnicas psicológicas de asesoramiento y ayuda interpersonal («counseling»)*, Narcea, Madrid 1983, 110-112.

- la prudencia y la humildad de quien no quiere conducir la vida del otro ni se considera poseedor de la verdad;
- acompañar a tomar decisiones responsables y saludables para el paciente y para los demás;
- promover al máximo la responsabilidad;
- facilitar que las conductas sean adoptadas por razones que el ayudado internamente considere válidas o cuya validez descubra, aunque inicialmente vengan de fuera.

El secreto está:

- en el peso de los argumentos en sí;
- en la bondad de la intención;
- en el modo de inducir al otro (los medios utilizados);
- en los valores que guían a quien persuade;
- en el objetivo de la persuasión, no centrado en la ley ni en la norma, sino en la persona y sus posibles repercusiones sobre terceros.

Aquí, la relación de ayuda tiene que entrar en diálogo abierto con los planteamientos éticos de respeto a la autonomía del ayudado, en posible conflicto con los demás principios éticos.

Entrevista

Juan no quiere comer

Juan es una persona de 72 años, perfectamente lúcida, ingresada desde hace dieciséis días en un centro de convalecencia para rehabilitación física después de haber sufrido un ACV. Las secuelas actuales de este accidente son hemiplejia en el lado izquierdo y una semidependencia consiguiente para las actividades de la vida diaria. Juan es viudo y solamente tiene una hija, actualmente casada, que tiene un hijo de ocho meses y que vive a 600 km. Juan lleva dos días sin comer nada. Únicamente ingiere líquidos, pero solo cuando tiene sed, no por un criterio de prescripción médica.

A.1 Buenas tardes, Juan.

B.1 Buenas tardes.

A.2 ¿Qué tal va el apetito hoy?

B.2 Mercedes, ya sabes que no es un problema de apetito. Entiendo que no tiene demasiado sentido seguir comiendo cuando yo ya no soy el que era antes, y no quiero verme en la situación que he visto salir de aquí a algunos de mis compañeros.

A.3 ¿Qué te preocupa del modo de salir de tus compañeros?

B.3 Mira, acabamos siendo un despojo humano: los tienen que levantar, que ayudar hasta en cuestiones tan íntimas como ir al servicio.

A.4 Sí, ciertamente su situación no es fácil y tú vas a tener objetivamente dificultades importantes para poder tener un nivel de autonomía. Ahora bien, esto no implica una disminución en la dignidad tuya como persona. Y quisiera que entendieras una cosa, Juan: mi dignidad implica que yo no me relaciono con despojos humanos.

B.4 Tienes razón; quizá también yo me paso a veces por mi propia situación de cabreo.

A.5 Veo que te resulta difícil realmente llevar esta situación. Pero, retomando lo otro, Juan, ¿a qué viene la negativa a comer? (*Comprobación de la hipótesis*).

B.5 Mira, en realidad yo no tengo a nadie. Me paso el día mirando por la ventana con la única esperanza de que mi hija se digne llamarme por teléfono.

A.6 Juan, con todo el cariño, ¿tú no eres capaz de coger el teléfono y llamar a tu hija? ¿Eres tan dependiente como para tener que esperar a que sea ella la que toma la iniciativa? ¿Quién tiene más dependencia: tú o ese precioso nieto de ocho meses del que ayer me enseñaste la foto?

B.6 Si te digo la verdad, me muero de ganas de verle.

A.7 ¡Hombre, puesto a morirse, prefiero que sea de ganas de ver a tu nieto a que te mueras de inanición por no probar esta bastante «desastrosa comida» (todo hay que decirlo) del hospital! A veces no se necesitan razones para vivir, sino personas por las que seguir adelante. Intuyo que este es tu caso, ¿es así?

B.7 Sí, pero de todas las formas me cuesta mucho. Ha sido un cambio muy gordo y me resulta muy penoso.

A.8 Comprendo, Juan. Solamente te sugiero que te replantees tu decisión. Te dejo aquí la merienda y dentro de un rato vuelvo. ¿Te parece? Y gracias por esta conversación. Quizá te suene a frase hecha, pero a mí me sirve también para pensar sobre algo tan importante como lo que tú estás viviendo: la enfermedad, la limitación, la familia, los afectos, la ilusión por vivir...

B.8 ¡Hasta luego!

Cuestiones para la reflexión y el trabajo en grupo

- En esta conversación estamos ante un caso de necesidad de confrontación persuadiendo. El profesional de la salud utiliza bien la habilidad basándose en el peso de los argumentos, confrontando con razones objetivas sin olvidar la comunicación de la comprensión de las dificultades y los significados. Releer la conversación y analizarla según estas pautas.

- Reflexionar e intercambiar opiniones sobre las dificultades para la persuasión, y de manera especial las vividas personalmente con más intensidad en el ejercicio de la propia profesión.

Ejercicios

- Invitar a hacer parejas y a hablar durante unos minutos sobre la inseguridad experimentada en las relaciones interpersonales y de ayuda. Después, invitar a hablar solo en primera persona sobre la inseguridad; no sobre lo que uno piensa en torno a la inseguridad, sino sobre cómo la vive, qué hace con la inseguridad, cómo se siente al percibir que convive con la inseguridad y qué quisiera hacer en relación con su inseguridad. En la segunda parte se está haciendo un esfuerzo por practicar la destreza de personalizar. El que escucha puede intervenir para ayudar a personalizar si el que habla se despista haciendo teoría sobre la inseguridad o hablando en segunda o tercera persona.
- Comentar en grupos los modos como se vive la última fase de la relación de ayuda y las habilidades necesarias para terminar una conversación o un encuentro. Reflexionar sobre las dificultades y los modos como podría terminarse bien un diálogo de relación de ayuda.
- La destreza de confrontar comporta una particular dificultad porque, en cierto modo, el ayudante arriesga su imagen, sobre todo cuando confronta los límites o incoherencias del ayudado. Tomar conciencia de las dificultades experimentadas personalmente ante esto o de la medida en que se cae en reñir al ayudado cuando lo que se quiere es ayudar confrontándolo.

7
La autenticidad en la relación de ayuda

◆

Hoja de trabajo
La comunicación auténtica y los niveles de comunicación

Inspirados en los cinco niveles de comunicación a los que se refiere John Powell en *¿Por qué temo decirte quién soy?*[1], presentamos un posible progreso en la comunicación para promover la relación auténtica en la interacción con los enfermos y familiares.

1. *Quinto nivel (Conversación tópica)*

Es el más débil y el más bajo. En realidad, no se da verdadera comunicación. En este nivel hablamos con frases hechas, tales como: «¿Cómo estás?», «¿Y la familia?», «¿Ha venido el médico?», «Espero que volvamos a vernos», «Todo irá bien», «Con el tiempo...».

Es un nivel superficial, en el que se utilizan frases convencionales que suelen estar vacías de contenido personalizado. En realidad, no se comparte nada personal; se sigue estando

1. J. POWELL, *¿Por qué temo decirte quién soy?*, Sal Terrae, Santander 2021.

solo en la aparente comunicación. Se charla sin hablar, se oye sin escuchar, no se rompe el *silencio*, sino que se rellena con sonidos.

2. *Cuarto nivel (Hablar de otros)*

En este nivel no nos aventuramos demasiado lejos de la prisión de nuestro aislamiento para adentrarnos en la verdadera comunicación, porque no revelamos casi nada de nosotros mismos. Utilizamos expresiones como: «El médico ha dicho que...», «Ha venido fulano y resulta que...», «Los anestesistas son muy buenos y el equipo está estudiando el caso», etc.

No hacemos en este nivel ningún comentario personal, autorrevelador, sobre tales hechos, sino que solo los referimos. El grado de agudeza empática es mínimo porque nos mantenemos en el nivel de los datos y de las personas del entorno.

3. *Tercer nivel (Mis ideas y opiniones, tus ideas y opiniones)*

En este nivel comunicamos algo de nosotros mismos. Estamos dispuestos a dar este paso asumiendo el riesgo de comunicar opiniones y decisiones. Sin embargo, hay una censura en lo que se refiere al mundo de nuestros propios sentimientos. Estamos atentos al efecto que lo que comunicamos tiene sobre el otro (*feed-back*) para continuar con la comunicación acomodando nuestras ideas, opiniones y decisiones a las reacciones del otro, asegurándonos así de que seremos aceptados.

En este nivel está presente la persona, pero escondida detrás de la máscara para no comprometer su propia vulnerabilidad ni la dimensión afectiva, emotiva, el mundo de los valores...

4. *Segundo nivel (Mis sentimientos, tus sentimientos. Comunicación* gut-level*)*

No falta quien cree que, una vez que ha revelado sus ideas, opiniones y decisiones, ya ha compartido todo. Pero lo cierto es que las cosas que más claramente nos diferencian de los demás, que hacen que la comunicación sea una experiencia de encuentro y conocimiento realmente único, son los sentimientos o emociones. Para comunicar con autenticidad hay que comunicar con las entrañas, además de con la cabeza. Nadie vive por nosotros la frustración, los miedos, las pasiones.

Algunas personas tienen la sensación de que hablar de los sentimientos no es soportable y de que el ayudado se sentirá peor si se afrontan las cuestiones a nivel emotivo, si se captan sus sentimientos y se reflejan, si se comparten las impotencias, frustraciones, deseos.

No falta quien arguye que el que está en crisis necesita ser aliviado y, por lo tanto, no pensar en lo mal que lo está pasando, para así sentirse aliviado. Esto lleva a producir *soledades emotivas, a veces marginación emotiva,* en lugar de espacios de drenaje emocional y de manejo y control sobre los sentimientos.

A veces, el descubrimiento de que el *partner* relacional no está dispuesto a mantenerse en el nivel de los sentimientos, a acogerlos y relacionarse dándoles espacio, lleva a que el ayudado se sienta incomprendido y a que el ayudante promueva una especie de asepsia emotiva que se reflejaría en un «electroemotivograma plano» si la situación fuera registrada por un aparato adecuado.

En ocasiones, el ayudado descubre la incapacidad del ayudante para mantenerse en este nivel de comunicación y hace una especie de *retirada* que puede alcanzar cotas de *muerte social o relacional* previa a la muerte real o de *suicidio relacional*, decidiendo no compartir lo que necesita compartir porque no percibe la disposición a acoger la experiencia en sentido global, incluyendo el aspecto emocional.

Pongamos un ejemplo: en la relación con un paciente pienso que conoce el «diagnóstico fatal» y puede que no dé espacio en mí a sentimientos que me puede producir: experimento miedo a la relación, me siento incómodo en su compañía, me siento frustrado en el ejercicio de mi propia profesión, me siento inseguro en la relación, tengo deseos de ayudar y dar lo mejor para que aproveche al máximo, siento ternura, me siento culpable de no hacer más por él... Y puede que quizá tampoco perciba sentimientos que pueden hacer presa en su persona: siente tristeza al elaborar el dolor, se cansa de luchar, siente miedo a sufrir o a estar solo o miedos asociados a la muerte física, o rabia por lo que no ha podido concluir o resentimiento por lo que repasa de su vida...

Algunas reglas para la comunicación *gut-level*:

- Creer en la comunicación.
- Autenticidad y sinceridad. Escasa racionalización.
- Confianza en el otro.
- Ausencia de juicio moralizante.
- Claridad: preguntar donde no se entiende.
- Sentimientos liberados de las connotaciones morales.
- Integración de los sentimientos personales: que no conduzcan los comportamientos sino control mediante los valores.
- Acogida de los sentimientos del otro, no huida.
- Asertividad empática.

La comunicación *gut-level* hace de la relación interpersonal un verdadero *encuentro* entre personas. Se convierte en terapia. Permite vivir en la autenticidad. Evita invertir energía en huidas o uso de máscaras. Libera tensiones. Hace estar por encima de los hechos o ser uno mismo, aun en medio de las dificultades. Ayuda a crecer. Permite ser persona. Humaniza.

5. *Primer nivel (Comunicación cumbre)*

Se trata de la comunicación propia de la amistad profunda y auténtica, especialmente de quienes mantienen un vínculo sólido de pareja. No puede ser una experiencia permanente, pero allí donde hay amistad íntima o pareja sólida ha de darse de vez en cuando una comunión emocional y personal total y absoluta, que pasa no por la comunicación de los sentimientos, sino por la donación de toda la persona.

Cuestiones para la reflexión y el trabajo en grupo

- Tras la lectura de los niveles de comunicación, preguntarse en qué nivel solemos mantenernos en el ejercicio de la profesión. Reflexionar sobre la oportunidad de llegar al segundo nivel, que es el propio de una buena relación de ayuda.
- Elaborar o recordar fragmentos de conversación para cada uno de los niveles.

Hoja de trabajo

Diálogo en la verdad

Uno de los temas más traídos y llevados en la práctica profesional en salud es el diálogo con el paciente cuando este recibe un diagnóstico fatal. Se trata de la comunicación de la verdad (en sentido ético es un acto médico), y de sus implicaciones éticas, además de las habilidades relacionales necesarias para la buena comunicación y para propiciar una sana integración del impacto sobre el paciente.

Ahora bien, hay numerosas situaciones en las que los profesionales de la salud, lejos de encontrarse con el problema de «decir la verdad», se encuentran con el reto de *hablar en la verdad* del paciente, que este ya sabe, porque ha sido informado o porque es imposible no saberla por mucho que se esté dando en torno a él el pacto de silencio, tan frecuente e inhumano. Esta última es la situación en la cual todos saben lo que sucede pero un pacto tácito lleva a no hablar en absoluto, marginando relacional y emotivamente a quien necesitaría compartir lo que vive.

Hablar *en la verdad* no significa ni siquiera hablar «de la verdad», sino tener el coraje de dar autenticidad a las relaciones sin huir de los temas difíciles de la verdad del paciente cuando este propone o manifiesta directa o indirectamente deseo de hablar de ello.

No queremos propiciar un tipo de relación en la cual se propugne decir toda la verdad y a todos, sin tener en cuenta las variables necesarias (quién, cómo, cuándo, cuánta verdad, dónde, y después qué...). Estamos refiriéndonos al diálogo con el paciente o con la familia en la realidad del mismo.

Algunos profesionales dicen sentirse como verdugos cuando se mantienen en la crudeza de la verdad sin aliviarla con expresiones de ánimo o de desdramatización, pero en muchas ocasiones lo que sucede es que se manifiestan la propia inseguridad del profesional y la incompetencia emocional.

El paciente, por otra parte, con frecuencia piensa mal y conoce su verdad, y se da cuenta de los juegos relacionales a través de la observación del lenguaje no verbal de los profesionales sanitarios.

La primera clave a tener en cuenta es que la verdad es del paciente, y que es difícil mantener la mentira. A veces se oye «No le diga a mi padre que tiene un cáncer, porque no podría soportarlo», y estando a solas con el enfermo nos dice: «No le diga a mi familia lo que tengo, porque no lo podrían soportar».

Ser pillado en un renuncio o en relaciones inauténticas es un golpe cruel para el enfermo que promueve el aislamiento y la desconfianza frente a los profesionales. «La verdad es antídoto del miedo. Lo terrible y conocido es mucho mejor que lo terrible y desconocido»[2].

Entrevista

César quiere hablar[3]

César tiene poco más de 50 años. Está casado y es padre de cuatro hijos. Se presenta como un hombre sencillo, bonachón. Nunca había estado enfermo antes. Está en Oncología, donde los cuidados permitieron que viviera tres meses. Yo lo visito a diario y él aprovecha mi profesión para bombardearme a preguntas que me hacen sentir incómoda. Este encuentro se me ha grabado de manera especial. Son las doce de la noche aproximadamente. Está solo, escuchando la radio. Esta tarde ha llamado al peluquero para que le rapara la cabeza.

A.1 ¡Hola! ¿Qué tal?
B.1 ¡Hola, Rosa! Veo que te toca la guardia.
A.2 Sí, me tocó.
B.2 ¿Mucho trabajo?
A.3 No está mal. Se presenta una noche tranquila. (*Me doy cuenta de que se ha rapado la cabeza, pero me cuesta mucho hacer referencia a ello*), ¡Vaya cambio!

2. M. Gómez Sancho, *Cuidados paliativos e intervención psicosocial en enfermos terminales*, ICEPS, Las Palmas 1994, 287.
3. Hemos reproducido ya esta entrevista en J. C. Bermejo, *El cristiano y la enfermedad*, CPL, Barcelona 1995[2].

B.3 Sí. Es para ir acostumbrándome. Y tú ¿qué dices de lo mío? ¿Cómo lo ves, tú que sabes de estas cosas?

A.4 Habrá que esperar que terminen las pruebas.

B.4 Sí, pero tú conocerás a gente que haya tenido lo que yo.

A.5 Yo no sé lo que tienes tú. (*Miento*).

B.5 Yo lo veo muy mal. Me huelo lo peor. Tú ya sabes a lo que me refiero. ¡Que sea lo que Dios quiera!

A.6 ¿Hace mucho que se fue tu familia?

B.6 Sí, se marcharon hace un buen rato. ¿Sabes? (*Con los ojos llenos de lágrimas*). Tengo una familia maravillosa... De verdad, Rosa.

A.7 Sí, ya lo sé.

B.7 ¿Crees que saldré de aquí, que saldré de esta?

A.8 (*Con tono de darle ánimo*). ¡Claro que sí, hombre! (*Yo lo quiero creer de verdad, pero no lo creo*).

B.8 Ya veremos...

Terminamos la conversación y nos despedimos hasta el día siguiente. En este encuentro he sentido por lo menos tanto miedo como el que debe de sentir él y por eso no he llamado a las cosas por su nombre. Y es eso lo que me está pidiendo en la conversación.

Cuestiones para la reflexión y el trabajo en grupo

- Reflexionar sobre la conversación. Tomar conciencia de que ya por lo que se nos dice al principio, César sabe lo que tiene: se ha rapado la cabeza «para ir acostumbrándome» –dice–. No está pidiendo el diagnóstico, pues, sino la posibilidad de hablar *en la verdad* de lo que está viviendo. Analizar el estilo relacional y reflexionar sobre el grado de autenticidad presente en el ayudante.

- En la intervención A.6, la profesional manifiesta claramente su actitud de huida de la verdad desviando la conversación. Pensar en las situaciones en que sucede algo semejante en el ejercicio de la profesión sanitaria.

Entrevista

César quiere hablar - 2

A continuación, se presenta la misma conversación, modificada en algunas intervenciones de la ayudante. Se pretende dar una pista para la reflexión sobre un modo posible de manejar esta situación sin escaparse del diálogo en la verdad y sin caer en el error de dar el diagnóstico (no es objeto de la conversación) ni aliarse con ideas pesimistas. Leerla, compararla con la anterior y reflexionar en torno a las diferencias. No se quiere presentar aquí lo que habría que decir, sino ensayar un estilo que no huyera de la verdad.

César tiene poco más de 50 años. Está casado y es padre de cuatro hijos. Se presenta como un hombre sencillo, bonachón. Nunca había estado enfermo antes. Está en Oncología, donde los cuidados permitieron que viviera solo 3 meses. Yo le visito a diario y él aprovecha mi profesión para bombardearme a preguntas que me hacen sentir incómoda. Este encuentro se me ha grabado de manera especial. Son las doce de la noche aproximadamente. Está solo, escuchando la radio. Esta tarde ha llamado al peluquero para que le rapara la cabeza.

A.1 ¡Hola! ¿Qué tal?
B.1 ¡Hola, Rosa! Veo que te toca la guardia.

A.2 Sí, me tocó.

B.2 ¿Mucho trabajo?

A.3 No está mal. Se presenta una noche tranquila. (*Me doy cuenta de que se ha rapado la cabeza, pero me cuesta mucho hacer referencia a ello*). ¡Vaya cambio! Veo que te has pelado.

B.3 Sí. Es para ir acostumbrándome. Y tú ¿qué dices de lo mío? ¿Cómo lo ves, tú que sabes de estas cosas?

A.4 *Estás preocupado, ¿verdad? Te has cortado el pelo para prepararte y no ver cómo se te va cayendo. Ciertamente no es plato de buen gusto.*

B.4 Sí. Tú conocerás a gente que haya tenido lo que yo.

A.5 *Sí. Cada uno vive a su manera su propio proceso. Nadie puede vivir tu enfermedad por ti. Eso sí: estoy cerca e intento ayudarte en lo que puedo.*

B.5 Yo lo veo muy mal. Me huelo lo peor. Tú ya sabes a lo que me refiero. ¡Que sea lo que Dios quiera!

A.6 *Veo que no tienes muchas esperanzas. Temes que sea grave y te sientes impotente, ¿verdad, César?*

B.6 Sí. ¿Sabes? (*Con los ojos llenos de lágrimas*).Tengo una familia maravillosa... De verdad, Rosa.

A.7 *Sí, ya lo sé. Seguro que también ellos lo pasan mal, y a la vez te apoyan y están contigo. Es un momento importante para vuestra relación.*

B.7 ¿Crees que saldré de aquí, que saldré de esta?

A.8 *Eso sí que no lo sé. No está en mis manos la curación. A mí me gustaría que te fuera bien, pero realmente no puedo saber lo que pasará.*

B.8 Ya veremos...

Cuestiones para la reflexión y el trabajo en grupo

- Contrastar las intervenciones del ayudante con las de la conversación anterior. Es posible que a primera vista parezca un modo extraño de responder. Prestando atención detenida y no dejándose llevar solo por los sentimientos, quizá se descubra en este estilo de diálogo una mayor autenticidad. Comentar esta reflexión.

Entrevista

«¿Se lo digo a mi marido?»

Fina es una mujer de unos 60 años. Su marido, Felipe, de la misma edad, tiene un cáncer de colon. Sus hijos son dueños de un bar-restaurante y conocidos míos. Fina conoce mi profesión y por eso me confía su situación. Esta vez veo a Fina claramente más triste de lo habitual. Cuando me encuentra sola, se dirige a mí.

A.1 (*Vacila unos segundos*). ¿Tienes un ratito? (*Me mira a los ojos*).
B.1 Sí, claro, ¿qué ocurre?
A.2 Nada. Es solo que... Verás, me gustaría hablar. (*Su habla es entrecortada*).
B.2 (*Asintiendo con la cabeza*). Bien. (*Me despido de mis compañeras porque creo que me necesita*). ¿Qué ocurre?
A.3 Quería hablar contigo porque... no sé qué hacer...
B.3 Pues aquí estoy. Tú me dirás.
A.4 Resulta que... a Felipe tuvieron que operarle hace seis meses. Antes de operarse, el médico nos dijo lo que tenía, pero nosotros decidimos no contarle la verdad... (*breve pausa*), lo que tenía... y aún tiene, que es un cáncer en el colon.

B.4 (*La miro sorprendida*). Un cáncer... de colon. (*Pausa*). ¿Y él no sabe nada?

A.5 No. (*Gira la cabeza hacia los lados*). No sabe la gravedad de lo que tiene; cree que se ha curado del todo. Ahora estos últimos meses está yendo a quimioterapia. Yo creo que por la gente con la que está y habla allí, él puede saber algo. Pero, por otro lado, no sé qué hacer. (*Los ojos se le humedecen*). Mis hijos prefieren que todo siga como está, que sigamos sin decirle nada de lo que el doctor nos contó, aun teniendo la duda de si él sabe o intuye algo. Y... yo... (*Se echa a llorar*).

B.5 ¡Vamos, mujer! (*Intento calmarla. Le cojo las manos*).

A.6 ¿Crees que debería contarle a Felipe algo, o dejar que sigan igual las cosas? ¿Tú qué harías?

B.6 Es una pregunta difícil. (*Callo durante unos segundos*). Pienso que el tema no consiste en que hagas lo que yo crea exactamente. También es difícil que quieras contarle algo a Felipe si tus hijos no quieren. Antes deberíais afrontarlo entre vosotros, pero la verdad es de Felipe.

A.7 (*Me interrumpe*). Mis hijos quieren muchísimo a su padre. No quieren que él sufra.

B.7 Ya.

A.8 Pero tú ¿qué harías?

B.8 (*Dejo de mirarla y miro hacia otro lado, cabizbaja*). Creo... creo que... sinceramente, no lo sé.

A.9 Es tan sensible a todo... y se preocupa tanto porque la familia se encuentre bien y unida que...

B.9 ¿Has hablado con tus hijos sobre este tema?

A.10 Alguna vez, pero no como hay que hablar de ello. A todos nos cuesta y nos duele tratar el tema; por eso sigue todo así. Han pasado seis meses tras la operación, y ni siquiera él sabe que va a morirse porque se lo hayamos dicho nosotros o el médico.

B.10 Pues creo que es un tema como para hablar vosotros abiertamente.

A.11 Quizá mis hijos, por quererle evitar un disgusto, no hayan pensado que puede que él quiera saber lo que tiene para prepararse.

B.11 (*Le cojo las manos de nuevo*). Y también tú tienes que prepararte; lo tenéis que hacer juntos. Me hago cargo de que tenéis que afrontar la situación sin huir de ella. Entiendo que os sea duro, porque es muy difícil y doloroso, pero seguro que te das cuenta de que mantenerse en la mentira es muy difícil. Él notará todo y perdería la posibilidad de relacionarse con naturalidad a partir de lo que le pasa.

A.12 Lo sé. Creo que tendré que hablar con mis hijos y con él.

B.12 (*Le sonrío ligeramente*).

A.13 No sabes cuánto agradezco que hayas estado aquí, conmigo. Tu sinceridad también la agradezco. (*Se le escapan otro par de lágrimas*). A ver cómo hacemos para no pensar cosas distintas. ¡Qué difícil y doloroso es todo esto! (*Hace ademán de marchar*). Gracias. (*Lo dice mientras me da un fuerte abrazo*). Gracias. (*Se marcha*).

Cuestiones para la reflexión y el trabajo en grupo

- Esta conversación plantea también el tema del diálogo auténtico, en este caso dentro de la familia, pero la ayuda se solicita a la profesional. Esta consigue ayudar a reflexionar sobre la situación. Examinar cómo lo hace.

- En realidad, la ayudante no ha dado soluciones respondiendo a la pregunta de A.8 «¿Tú qué harías?», sino que promueve la toma de conciencia de la dificultad de mantener la mentira confrontando y acogiendo el mundo emotivo. Reflexionar sobre esto y compartir las dificultades o estrategias seguidas personalmente en situaciones semejantes.
- Estamos ante un conflicto ético. Analizar los elementos en juego y cómo se ha acompañado confrontando. Reflexionar si habría algunos otros elementos que tener en cuenta para confrontar correctamente.

Entrevista

Hipólito y José

La situación siguiente tuvo lugar en un pabellón de Medicina Interna y Respiratorio, donde todos los pacientes ingresados son bastante mayores. En la habitación 1610, en la cama 2 se encontraba José, que padecía una bronquitis crónica y una neumonía. En un principio se sentaba en su sillón y entablaba buenas y gratas conversaciones con su compañero de habitación, Hipólito, una persona muy dicharachera. Todas las mañanas, cuando yo iba a tomarles la tensión, estaba la hija de José en la habitación, pues pasaba las noches con él. Al caminar por el pasillo, encuentro a Hipólito, el compañero de José.

A.1 ¡Buenos días, Hipólito! Tan temprano y ya paseando...

B.1 ¡Buenos días, Sonia! Hay que ir haciendo ejercicio, para que las piernas no se agarroten.

A.2 Vete despacio a la habitación, que voy preparando y enseguida pasaré.

B.2 Ya no estoy en la habitación 1610. Me han cambiado, porque José se ha puesto muy enfermo.

A.3 ¿Qué me dices, Hipólito? ¿Cuándo ocurrió?

B.3 El sábado por la tarde. Pasa a la habitación a ver si le puedes animar, Sonia.

* * *

(*Me quedé pensativa. Fui a la habitación y José estaba postrado en la cama, con sueros, oxígeno, y su hija a la cabecera de su cama*).

A.1 Buenos días, José.

B.1 Buenos días, Sonia. (*Me respondió con mucho esfuerzo*).

A.2 Vengo a ver qué tal estás. (*José afirmó con la cabeza. No pudo hablarme más porque comenzó a ahogarse. Yo lo cogí de la mano y él me apretó con fuerza. Su hija continuaba allí y se dio cuenta de que José estaba peor. Le pregunté si necesitaba algo y me dijo que no. José pasó así unos días*).

* * *

(*Una mañana, cuando llegué, la hija de José estaba a la puerta de la habitación. Dentro estaban el neumólogo y otra compañera*).

A.1 (*A su hija*). Buenos días.

B.1 Hola, Sonia.

A.2 ¿Cómo está tu padre?

B.2 Muy mal. No hacen nada más que entrar y salir médicos y enfermeras de la habitación. No entiendo nada. Nadie me dice nada.

A.3 ¿Necesitas algo? Voy a pasar a la habitación.

B.3 Gracias, Sonia. Ahora mismo no necesito nada. Pasa tú a la habitación. Sé que mi padre te quiere mucho y te aprecia. Yo no podría estar con él ahora. Además, él ya se ha despedido de mí.
(*Pasé a la habitación. El médico me confirmó que le quedaba muy poco tiempo y que alguien se tenía que quedar en la habitación. No sé si serían las palabras que me dijo la hija de José, pero le dije al médico que yo me quedaría con él el tiempo que hiciera falta. Cuando salieron de la habitación, me quedé sola con él, sentada a su lado y cogida de su mano. Yo hablaba con él, pero él ya no me contestaba, aunque me miraba fijamente. De vez en cuando me apretaba la mano. Una de las veces que respiró, inspiró profundamente y me apretó la mano mucho más fuerte que las veces anteriores. Una lágrima corrió por su mejilla y en ese momento cerró los ojos. Yo, instintivamente, miré hacia el cielo, por la pequeña ventana de la habitación, en busca de... No sé qué era lo que buscaba exactamente. Una parte de mí me decía que estaba vivo, pero otra me decía que tenía que ir en busca del médico porque ya había cumplido la misión que él me encomendó: estar cerca de él y avisarle cuando llegara su hora. Pasó un poco de tiempo y entró otra compañera mía a la habitación y me vio sentada y agarrada aún de la mano de José y con los ojos llorosos. Salió corriendo de la habitación en busca del médico. Enseguida llegaron otra compañera y el médico y yo salí de la habitación. La hija de José se agarró a mí llorando*).

B.4 Gracias, Sonia.

A.4 ¿Por qué, mujer?

B.5 Porque has estado cerca de mi padre justo cuando no podía estar yo a su lado. No se ha ido estando solo. Estaba con una persona a la que apreciaba muchísimo.

A.5 He hecho lo que tenía que hacer. ¿Te traigo una tila?

B.6 Gracias.

(*Al pasar a la cocina, rompí a llorar. Había estado allí, a su lado, cuando me necesitaba, pero me sentí totalmente impotente. Una compañera le llevó la tila a la hija de José y yo intenté continuar con mi trabajo. Me costó mucho*).

Cuestiones para la reflexión y el trabajo en grupo

- La profesional ha acompañado a José y a su hija en momentos muy delicados. Reflexionar sobre esta situación y sobre el modo como ha procedido.
- Una de las cuestiones para debatir es si no debería haber confrontado la profesional a la hija de José animándola a estar juntas con su padre. Pudiera ser que luego se arrepintiera de no haber estado a su lado en los últimos momentos y esto no le favoreciera la elaboración sana del duelo. Comentar las opiniones al respecto.

Entrevista

Mónica y su novio han tenido un accidente

Mónica tiene 21 años. Fue ingresada por Urgencias dos días antes de esta conversación. Ha sufrido un accidente de moto yendo ella de acompañante. José Ignacio, su novio, que conducía la moto, murió en el acto. Mónica no tiene traumatismos. Su diagnóstico es quemadura de tercer grado en la cara, que le ha desfigurado el rostro. Todavía no sabe qué le pasó a su novio y pregunta continuamente por él. Su madre no se atreve a decirle lo que ha sucedido y nos ha dicho que prefiere que lo hagamos nosotras. Entro en la habitación para darle a Mónica un calmante y está despierta y sola, sentada en la cama, con las manos en la cabeza y mirando al suelo. Mi presencia no la inmuta inicialmente.

A.1 Buenos días. ¿Qué tal te encuentras? (*Ella no me contesta*). Te veo triste y preocupada. ¿Es así?

B.1 ¿Cómo te encontrarías tú si estuvieses en mi lugar? (*Levanta la cabeza para mirarme. Su voz es bastante fría*).

A.2 Seguramente como tú, pero creo que en tu lugar me gustaría hablar con alguien sobre lo que ocurre.

B.2 (*Chillando*). Yo ya sé lo que ocurre. Tengo la cara desfigurada y en estas condiciones no me apetece ver a nadie. Debo estar horrible. Además, me gustaría saber qué le ha pasado a mi novio, y todo el mundo se calla.

A.3 Estás muy preocupada y quieres saber lo que le sucedió exactamente a tu novio, ¿es así?

B.3 Lo único que quiero es que alguien me dé una solución para no encontrarme así. Quisiera retroceder el tiempo y no montar en la moto porque fui yo quien sugirió la idea.

A.4 Ahora te encuentras muy mal. Tienes muchas preguntas sin contestar y muchas dudas. El tiempo no se puede echar para atrás. Tu cara se recuperará con la cirugía. (*Le quito el pelo de la cara*).

B.4 Me han dicho que antes de hacerme la cirugía tendré que esperar un tiempo y seguramente no seré capaz de salir a la calle ni de mirar a nadie. Pero ahora me preocupa más qué le ha pasado a mi chico.

A.5 (*Le cojo la mano en silencio unos segundos*). Él murió en el acto. No pudieron hacer nada por su vida. (*Se queda fría. No llora*). Era mejor así, porque había recibido un impacto muy grande en la cabeza y de vivir ahora sería un vegetal. (*Rompe a llorar. Me siento en la cama a su lado y le dejo mi hombro para que llore dándole un abrazo*). No te preocupes. Ahora tienes que pensar en ti y salir adelante. (*Sigue llorando*).

B.5 Quiero quedarme sola.

A.6 Comprendo que quieras estar sola. Te voy a dejar, pero quiero que sepas que puedes contar conmigo para seguir hablando. Llámame cuando quieras. (*La aprieto contra mí*).

B.6 (*Gritando*). Tú no puedes comprenderme, porque a ti no te ha pasado esto.

A.7 Sé que a lo mejor no puedo comprenderte y no puedo sentir lo mismo que tú. Tú lo querías mucho, pero ha sido lo mejor.

B.7 ¿Ha sido lo mejor que por mi culpa él haya muerto, cuando la que tenía que haber muerto era yo?

A.8 Te sientes culpable, aunque las cosas no sucedieran por tu culpa, ¿verdad?

B.8 (*Llorando*). Necesito estar sola. Lo necesito.

A.9 (*Me levanto y voy hacia la puerta*). Desahógate y llora. Lo necesitas. Cuando quieras, puedes llamarme. (*Salgo de la habitación*).

Cuestiones para la reflexión y el trabajo en grupo

- La profesional de la salud realiza aquí una tarea muy delicada: comunicar una mala noticia que, por otra parte, seguro que ya es sospechada por la paciente. Observar las habilidades que utiliza. Algunas de ellas denotan buen tacto en la relación, pero en A.5 y A.7 hay una expresión que puede repensarse: «Ha sido mejor así». ¿Es oportuno este tipo de intervención cuando una persona vive el impacto de la pérdida?

- Nos encontramos aquí también con el fenómeno de la experiencia de la culpa irracional, pero experimentada por la paciente como real. Se siente culpable porque fue ella quien sugirió la idea de montar en moto. Esta experiencia (la culpa irracional) es frecuente y difícil de manejar. Compartir las reflexiones que surjan que ofrezcan pistas para el abordaje de este problema.

Hoja de trabajo

La transferencia: un peligro en las relaciones faltas de autenticidad

Las relaciones transferenciales o las que llevan al ayudado a relacionarse con el ayudante experimentando sentimientos, alimentando expectativas y adoptando comportamientos desproporcionados al rol del ayudante complican la relación de ayuda y hacen que esta no se mueva en el terreno de la autenticidad si no se afronta clara y explícitamente el fenómeno transferencial.

Por citar algunos ejemplos más comunes en las profesiones sanitarias, podríamos referirnos a las situaciones en las que los ayudantes son tratados por el paciente como si fueran sus criados, con exigencias y malos modales; o aquellas en las que el paciente anciano se dirige a su cuidadora profesional como si fuera su nieta, esperando de ella tanto como se esperaría de una vinculación afectiva y de sangre cercana; o aquellas otras en las que el profesional es tratado por el médico como simple secretario o ayudante, en lugar de trabajar interdisciplinariamente; o cuando el paciente ve al profesional como un enemigo ya desde el principio, quizá por experiencias precedentes del paciente o por prejuicios suyos con relación a los profesionales de la salud. No olvidemos aquellas en las que el profesional es considerado como objeto de deseo sexual por parte del paciente o de otros profesionales, o de las que se establecen viendo al ayudante como un mago, un diosecillo o un adivino que de manera mágica resolverá los problemas. En todas ellas se establecen relaciones no basadas en la autenticidad sino precisamente en relaciones de transferencia.

Cuando la relación se complica a causa de este fenómeno y deja de ser auténtica, se convierte en un problema. Lo que pretendía ser un medio para ayudar a una persona (la relación) se convierte en problema.

No queremos ver relaciones transferenciales donde realmente no las haya, pero donde efectivamente se dé desproporción de sentimientos, expectativas y comportamientos por parte del ayudado con relación al ayudante, podemos sospechar la presencia de relaciones que tienden a reproducir patrones de conducta que tienen que ver probablemente con un tipo de relación del ayudado con otra persona de su vida pasada, real o imaginaria, y que ahora se proyectan sobre el ayudante.

Una de las dificultades mayores suele estar en la incapacidad para manejar el grado de implicación emotiva. Quien no tiene en cuenta la necesidad de mantener un sano equilibrio puede caer en la trampa de las relaciones afectuosas que se convertirán en transferenciales o contratransferenciales si no se sanean debidamente.

Cuestiones para la reflexión y el trabajo en grupo

- Identificar las situaciones o los casos de relación transferencial vividas en el ejercicio de la profesión y reflexionar sobre el modo como se han afrontado, las dificultades experimentadas y los recursos movilizados en su afrontamiento.

- Reflexionar sobre la posibilidad de que la relación transferencial se produzca por parte del profesional hacia el paciente (en lugar de al revés) –en cuyo caso hablaríamos de contratransferencia– y sobre la experiencia propia a este respecto.
- Pensar y comentar, si es posible, las pistas para el abordaje de este fenómeno, que nos parecen las siguientes:

  * Prevenir: ser auténticos en las relaciones, sin favorecer el ser tratado como quien realmente no se es ni jugar con los sentimientos en las relaciones.
  * No responder a expectativas desproporcionadas al rol, sin quitar nada a la generosidad y al afecto propio de las relaciones de ayuda.
  * Aclarar las relaciones mediante la destreza de la inmediatez, es decir, invitando a verbalizar al ayudado lo que pasa «aquí y ahora entre tú y yo», cuando la relación se ve como transferencial, problemática y fuente de sufrimiento.
  * Pedir ayuda a compañeros o personas expertas en casos de relaciones difíciles donde no se consigue ayudar de manera eficaz, o donde el precio emocional es desproporcionado o no se consigue equilibrar el grado de implicación.
  * Derivar a otros ayudantes –siempre que sea posible– cuando se hayan probado ya las anteriores posibilidades y no se haya conseguido resolver la relación transferencial que es fuente de sufrimiento para el paciente o familiar.

Ejercicios

- Hacer la línea de la propia historia, como si fuera una gráfica, pintando la línea hacia abajo cuando se quiera reflejar momentos de insatisfacción en la experiencia afectiva propia y hacia arriba para indicar momentos de gratificación de las relaciones afectivas. Mirando hacia atrás, remontarse al primer momento que recordamos. Ir recorriendo la vida y las etapas afectivas de la misma. Al llegar al momento de hoy, trazar también cómo se prevé a dos años vista. Al terminar, comentar en parejas y luego en dobles parejas. La finalidad del ejercicio es conectar con uno mismo para facilitar la congruencia interna o autenticidad y ser transparente en la comunicación (congruencia externa). Por parte de quien escucha, practicar la empatía.
- Formar parejas e invitar a uno a preguntar al otro: «¿Tú quién eres?». Cuando el otro haya respondido, la pregunta se repite tantas veces cuantas dé tiempo en lo que dure el ejercicio (a juicio del animador: unos 5 minutos). El que responde, responde cada vez una cosa distinta, sintiéndose libre. El que escucha no hace más que escuchar y preguntar: «¿Tú quién eres?» cuando el otro calla. El objetivo es facilitar al que responde entrar en contacto consigo mismo y con la pareja, es decir, comunicarse bien consigo mismo y con el otro: este es el significado de la autenticidad. Pasados los cinco minutos intercambiar los roles en la pareja. El que escucha practica, sin juzgar, la empatía sin intervenir; intenta, sencillamente, comprender.
- Ejercicio sobre las motivaciones: Elegir un tema de entre los siguientes u otro semejante: ¿por qué soy sanitario?, ¿por qué trabajo concretamente con el grupo

de personas a las que dedico mi profesión?, ¿cómo me siento motivado para trabajar con este tipo de enfermos?, ¿a quiénes dedico más atención, a quiénes menos y por qué?, ¿por qué sigo ejerciendo esta profesión?... Hacerse las preguntas repetidas veces, respondiendo cada vez de forma distinta, y, si es posible, más profunda. Se trata de explorar la diversidad de motivaciones presentes en una decisión, para ser conscientes y tener la posibilidad de actuar en sintonía con motivaciones sanas, o percibir el reto de purificarlas, si fuera el caso.

Anexo

Guía para la reflexión sobre la acción propia

Presentamos aquí algunas indicaciones para la reflexión sobre la relación de ayuda. Este método resulta especialmente útil para grupos que se propongan un aprendizaje a partir del trabajo propio. Está siendo utilizado con los alumnos de distintas profesiones de ayuda para analizar su propio estilo relacional y con los profesionales que realizan cursos cuya duración permite realizar el análisis y presentárselo al supervisor y al grupo.

El modo de utilizar las siguientes indicaciones consiste en invitar a los miembros de un grupo de formación para la relación de ayuda a escribir conversaciones reales que hayan mantenido recientemente –lo más fielmente posible a la realidad–, tal y como hemos presentado en este libro, y analizarlas siguiendo las siguientes pistas.

Análisis de un encuentro de ayuda

En el presente trabajo se pretende describir un encuentro con una persona necesitada de algún tipo de ayuda y cuanto ha sucedido en él: la conversación, los gestos, el trabajo realizado. El *objetivo* es analizar algunos elementos de la experiencia humana de la persona encontrada, de la del ayudante y del fenómeno de la relación entre ambos. Este análisis puede permitir al ayudante aprender de su propia experiencia mediante la reflexión sobre ella.

1. *Informaciones*

- Fecha, hora y duración del encuentro.
- Lugar y descripción detallada del mismo.
- Informaciones relativas a la otra persona que se conocen (por ej. proveniencia, edad, diagnóstico, situación problemática...).
- Breve resumen de la relación precedente con ella.

2. *Preparación*

- ¿De quién es la iniciativa del encuentro?
- ¿Cuál es tu objetivo concreto, la intención?
- ¿Crees que la otra persona tiene alguna expectativa concreta, definida, clara?

3. *Observaciones*

Anota las observaciones o impresiones que acompañan al encuentro: detalles del ambiente en ese momento, de su comportamiento, expresiones no verbales, etc.

4. *Conversación*

Transcribe lo más fielmente posible lo que recuerdes de tu encuentro: el saludo inicial, el desarrollo de la conversación, las interrupciones, pausas o expresiones diversas, lo que haces mientras hablas con ella. (Cambia el nombre de la persona, y cuanto sea necesario, para evitar todo rastreo).

Ejemplo:

A.1 (*Mientras levanto la persiana*). Buenos días, Juan. ¿Qué tal estás hoy?

B.1 Mal, pero no he podido dormir.

A.2 No has podido dormir... ¿a qué crees que se ha debido?
(*Mientras hablo voy preparando las cosas para el cuidado*).

B.2 Bueno, pues es que estoy preocupado, porque mi mujer...

Etc.

5. *Análisis de la experiencia de la persona ayudada*

5.1. Describe cómo están implicadas las diferentes *dimensiones* de la otra persona en este encuentro: la física, la cognitiva, la emocional, la social, la valórica y la espiritual. Cuál de ellas predomina y por qué. En la dimensión social, describe los problemas relacionales que has percibido.

5.2. Intenta dar nombre concreto a las *necesidades* de la persona con la que has entablado la relación o describe cómo vive cada una de las necesidades siguiendo la escala de Maslow.

5.3. ¿Cuál es el *sentimiento* predominante y cómo lo vive ella? Añade otras palabras de sentimientos para describir su mundo emotivo.

6. *Análisis de la relación y de la experiencia del ayudante*

6.1. ¿Cómo has vivido la relación con esta persona? ¿Cuáles son las dificultades que te plantea para una relación de ayuda con ella? ¿Cómo las podrías superar o afrontar?

6.2. Valora el tipo de tus intervenciones. ¿Crees que son empáticas o de qué tipo las consideras?

6.3. ¿Tus intervenciones reflejan el uso de destrezas propias de la relación de ayuda como: escucha activa, reformulación, personalización, confrontación, iniciación...? ¿Qué intervenciones en concreto?

6.4. Describe el proceso de tus sentimientos a lo largo del encuentro. Intenta detectar los cambios, si los ha habido, y los motivos. ¿En qué medida han influido en la relación con esta persona?

6.5. Este encuentro ¿ha despertado en ti algún elemento de tu vida especialmente relacionado con tu experiencia concreta? ¿Cómo lo has vivido?

6.6. ¿Por qué has elegido este encuentro para hacer este trabajo?

6.7. De cara al futuro, si tienes más encuentros con esta persona, ¿cómo puedes ayudarla mejor desde el punto de vista relacional?

7. *Dinámicas psicológicas y problemas éticos presentes*

7.1. Señala las dinámicas psicológicas (reacciones, mecanismos de defensa, etc.) más importantes que detectes en este encuentro.

7.2. ¿Hay algún problema ético presente? Descríbelo y analiza los elementos en juego.

8. *Conclusión*

Haz una lista conclusiva de las cosas que crees que puedes aprender del análisis y una reflexión sobre este encuentro.

9. *Otras observaciones*

¿Deseas añadir algo? ¿Autorizas el uso de este material en otros lugares?

Seguir esta guía de análisis de un encuentro es realmente laborioso, pero quien lo hace descubre rápidamente la riqueza del método: reflexionar sobre la propia experiencia, sobre uno mismo y sobre la relación de ayuda. Ello permite modular el propio estilo de relación a partir de tal reflexión y de su confrontación posterior con la teoría, con el animador y con el grupo de formación.